Wissenstrainer Pharmakologie
260 Fragen, die fit machen

Prof. Dr. med. Franz B. Hofmann,
Prof. Dr. med. Thomas Kleppisch,
PD Dr. med. Sven Moosmang,
PD Dr. rer. nat. Jörg W. Wegener

Technische Universität München
Institut für Pharmakologie und Toxikologie

ELSEVIER
URBAN & FISCHER

URBAN & FISCHER
München · Jena

Zuschriften und Kritik bitte an:
Elsevier GmbH, Urban & Fischer Verlag, Lektorat Medizinstudium, Karlstraße 45, 80333 München
medizinstudium@elsevier.de

Wichtiger Hinweis für den Benutzer
Die Erkenntnisse in der Medizin unterliegen laufendem Wandel durch Forschung und klinische Erfahrungen. Die Autoren dieses Werkes haben große Sorgfalt darauf verwendet, dass die in diesem Werk gemachten therapeutischen Angaben (insbesondere hinsichtlich Indikation, Dosierung und unerwünschten Wirkungen) dem derzeitigen Wissensstand entsprechen. Das entbindet den Nutzer dieses Werkes aber nicht von der Verpflichtung, anhand der Beipackzettel zu verschreibender Präparate zu überprüfen, ob die dort gemachten Angaben von denen in diesem Buch abweichen und seine Verordnung in eigener Verantwortung zu treffen.
Wie allgemein üblich wurden Warenzeichen bzw. Namen (z. B. bei Pharmapräparaten) nicht besonders gekennzeichnet.

Bibliografische Information der Deutschen Nationalbibliothek
Die Deutsche Nationalbibliothek verzeichnet diese Publikation in der Deutschen Nationalbibliografie; detaillierte bibliografische Daten sind im Internet unter http://dnb.ddb.de abrufbar.

1. Auflage 2009

Der Urban & Fischer Verlag ist ein Imprint der Elsevier GmbH.

09 10 11 12 13 5 4 3 2 1

Um den Textfluss nicht zu stören, wurde bei Patienten und Berufsbezeichnungen die grammatikalisch maskuline Form gewählt. Selbstverständlich sind in diesen Fällen immer Frauen und Männer gemeint.

Planung: Sabine Schulz
Lektorat: Inga Dopatka
Redaktion: Dr. Nikola Schmidt, Berlin
Herstellung: Elisabeth Märtz
Satz: Mitterweger & Partner, Plankstadt
Druck und Bindung: Uniprint International BV, *The book factory*
Umschlaggestaltung und Titelmotiv: SpieszDesign, Neu-Ulm
Gedruckt auf Eurobulk 80 g
ISBN 978-3-437-42631-5

Inhaltsverzeichnis

1 Allgemeine Prinzipien der Pharmakotherapie und Arzneimittelwirkung

1 **Beschreiben Sie den Begriff Pharmakodynamik.**

Gewusst? ☺ ☐ 😐 ☐ ☹ ☐

---

2 **Nennen Sie die Klassen von membranständigen Arzneimittelrezeptoren, über welche die therapeutische Wirkung folgender Pharmaka vermittelt wird. Geben Sie außerdem die entsprechende therapeutische Anwendung bzw. Indikation an.**

- Vencuronium
- Salbutamol
- Insulin
- Glyceroltrinitrat.

Gewusst? ☺ ☐ 😐 ☐ ☹ ☐

---

3 **Nennen Sie 5 Beispiele für Hormone, Vitamine oder Arzneistoffe, deren Wirkung über die Aktivierung von Transkriptionsfaktoren vermittelt wird.**

Gewusst? ☺ ☐ 😐 ☐ ☹ ☐

Antwort 1

Pharmakodynamik ist die Lehre über die Wirkungen von Pharmaka auf den Organismus und beinhaltet unter anderem die Art der Wirkung, den Wirkmechanismus und die Art der Interaktion von Pharmaka mit dem zugeordneten Rezeptor.

Antwort 2

- **Vencuronium:** ligandengesteuerter Ionenkanal – Muskelrelaxanz
- **Salbutamol:** G-Protein-gekoppelte Rezeptoren – Asthma bronchiale
- **Insulin:** Tyrosinrezeptorkinasen – Diabetes mellitus
- **Glyceroltrinitrat:** lösliche Guanylatzyklase – koronare Herzkrankheit.

Antwort 3

- Kortisol, Prednisolon
- Östrogene, SERM
- Testosteron
- T3 (Trijodthyronin)
- Calcitriol (1,25-Dihydroxy-Vitamin-D3)
- Fibrate (z. B. Bezafibrat)
- Thiazolidindione (z. B. Rosiglitazon).

4 **Definieren Sie den Begriff Bioverfügbarkeit (BV).**

Gewusst? ☺ ☐ 😐 ☐ ☹ ☐

---

5 **Nennen Sie 3 Charakteristika, von denen die Resorption und Verteilung eines Arzneimittels im Organismus abhängt.**

Gewusst? ☺ ☐ 😐 ☐ ☹ ☐

Antwort 4

Die **Bioverfügbarkeit** entspricht dem Anteil eines Pharmakons, der nach entsprechender Applikationsart unverändert im systemischen Blutkreislauf zur Verfügung steht. Die Bioverfügbarkeit eines intravenös verabreichten Arzneimittels beträgt definitionsgemäß 100 %. Die absolute Bioverfügbarkeit eines Pharmakons bei oraler Gabe wird bestimmt durch das Ausmaß der Resorption und der präsystemischen Eliminierung.

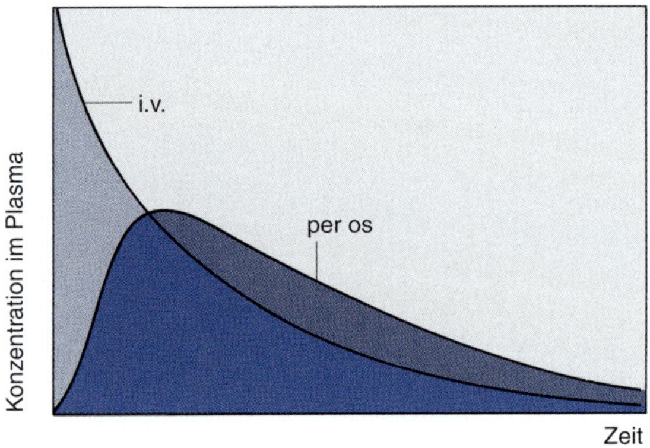

Abb. 1.1 Darstellung der absoluten BioVerfügbarkeit.
Die absolute Bioverfügbarkeit (BV) ist definiert durch den Quotienten der Flächen unter den Kurven für den Verlauf der Plasmakonzentration eines Pharmakons nach Gabe per os ($AUC_{per\ os}$) bzw. intravenöser Gabe (AUC_{iv}): $BV = \frac{AUC_{per\ os}}{AUC_{iv}}$.

Antwort 5

- Lipophilität bzw. Polarität
- Interaktion mit ABC-Kassetten-Transportern (z. B. MDR1)
- Bindung an Plasmaproteine.

6 **Was versteht man unter Kumulation eines Arzneimittels? Welcher pharmakokinetische Parameter eines Arzneimittels determiniert dessen Kumulationsgefahr?**

Gewusst? ☺ ☐ 😐 ☐ ☹ ☐

---

7 **Was versteht man unter dem First pass effect?**

Gewusst? ☺ ☐ 😐 ☐ ☹ ☐

Antwort 6

Die **Kumulation** ist die Anreicherung eines Arzneimittels im Organismus bei regelmäßiger Einnahme.
Die Kumulationsgefahr eines Arzneimittels wird durch die Eliminationshalbwertszeit (HWZ) bestimmt: Ist die HWZ um ein Vielfaches größer als das Applikationsintervall, besteht hohe Kumulationsgefahr.

Antwort 7

Die meisten Arzneimittel werden nach oraler Applikation bereits bei der ersten Leberpassage in einem bestimmten Umfang metabolisiert und zum Teil inaktiviert. Ein hoher **First pass effect** eines Pharmakons weist auf eine stark hepatische Metabolisierung hin.

8 **Arzneimittelinteraktionen beruhen häufig auf Mechanismen, die den Metabolismus beeinflussen. Nennen Sie zwei wichtige Mechanismen und jeweils ein klinisch relevantes Beispiel.**

Gewusst? ☺ ☐ 😐 ☐ ☹ ☐

---

9 **Nennen Sie wichtige genetische Ursachen, die für die Variabilität der Arzneimittelwirkung verantwortlich sein können. Geben Sie je ein Beispiel.**

Gewusst? ☺ ☐ 😐 ☐ ☹ ☐

---

10 **Welche Gruppe von Pharmaka birgt nach einer Erhebung der FDA das höchste Risiko unerwünschter Ereignisse mit tödlichem Ausgang?**

Gewusst? ☺ ☐ 😐 ☐ ☹ ☐

Antwort 8

Enzyminduktion: Induktion von Enzymen der Cytochrom-P450-Familie (z.B. durch Rifampicin) mit möglichen Folgen wie unzureichender oraler Kontrazeption oder unzureichender Immunsuppression nach Organtransplantation.
Enzymhemmung: Die Hemmung von Enzymen der Cytochrom-P450-Familie (z.B. durch Azolmykotika) kann zur Verstärkung der unerwünschten Wirkungen von Pharmaka führen, die über das betroffene Enzym abgebaut werden (z.B. Verstärkung der Myopathie von Statinen oder starke Blutungen unter Therapie mit Phenprocoumon).

Antwort 9

Mutationen bzw. Polymorphismen mit der Folge einer Dysfunktion von:

- **Enzymen,** die am Abbau der Pharmaka beteiligt sind: CYP2D6
- **Rezeptoren:** z.B. β_2-Adrenozeptor
- **Transportproteinen:** z.B. P-Glykoprotein (MDR1).

Antwort 10

Opiatanalgetika.

11 An wen können Ärzte unerwünschte Arzneimittelwirkungen melden?

Gewusst? ☺ ☐ 😐 ☐ ☹ ☐

---

12 Was versteht man unter Pharmakovigilanz?

Gewusst? ☺ ☐ 😐 ☐ ☹ ☐

Antwort 11

Ärzte können Berichte über unerwünschte Arzneimittelwirkungen unter anderem an das Bundesinstitut für Arzneimittel und Medizinprodukte (BfArM), die Arzneimittelkommission der Deutschen Ärzteschaft (AKDÄ) sowie die pharmazeutischen Hersteller bzw. Vertreiber melden. Entsprechende Meldebögen findet man auf den Internetseiten der Arzneimittelkommission und des BfArM sowie regelmäßig im Deutschen Ärzteblatt.

Antwort 12

Pharmakovigilanz bedeutet die laufende und systematische Überwachung der Sicherheit eines zugelassenen Fertigarzneimittels mit dem Ziel, mögliche unerwünschte Wirkungen zu entdecken, zu beurteilen und zu verstehen, um entsprechende Maßnahmen zur Risikominimierung ergreifen zu können.

13 **Welche Phasen der klinischen Prüfung muss ein Arzneimittel vor der Zulassung durchlaufen? Beschreiben Sie den wesentlichen Inhalt der einzelnen Phasen. Was ist das Ziel weiterer Studien nach der Zulassung eines Medikaments?**

Gewusst? ☺ ☐ 😐 ☐ ☹ ☐

Antwort 13

Phase-I-Studien: Der Wirkstoff wird erstmals an wenigen gesunden Probanden getestet, um initiale Daten zu Verträglichkeit und pharmakokinetischen Eigenschaften des Wirkstoffs zu erhalten.
Phase-II-Studien: Die therapeutisch erwünschte Wirkung wird an ausgesuchten Patienten, die an der entsprechenden Krankheit leiden, getestet. Ziel ist ferner die Dosisoptimierung und die Ermittlung unerwünschter Wirkungen.
Phase-III-Studien: Diese letzte Phase vor der Zulassung eines Arzneimittels hat das Ziel, die Wirkung eines Wirkstoffs an einer größeren Zahl von Patienten statistisch abzusichern. Unter praxisnahen Bedingungen sollen außerdem das Sicherheitsprofil und Wechselwirkungen mit anderen Medikamenten aufgeklärt werden.
Klinische Studien der Phase II und III beziehen immer mindestens eine Kontrollgruppe (Standardtherapie oder ggf. Plazebo) ein.
Phase-IV-Studien: Bereits zugelassene Medikamente werden in der breiten Anwendung weiter untersucht. Dabei rücken spezielle Patientengruppen (z. B. Patienten mit bestimmten Risikofaktoren), mögliche Interaktionen und seltene unerwünschte Wirkungen in den Fokus.

2 Störungen des Säure-Basen- und des Wasser-Elektrolythaushalts

1 **Ihr Patient hat sich mehrere Stunden stark erbrochen. Welche Symptomatik erwarten Sie und welche Maßnahmen ergreifen Sie?**

Gewusst? ☺ ☐ 😐 ☐ ☹ ☐

---

2 **Ihr Patient ist Diabetiker, wird mit Insulin therapiert, ist komatös und riecht nach Ketonkörpern. Welche therapeutischen Maßnahmen ergreifen Sie?**

Gewusst? ☺ ☐ 😐 ☐ ☹ ☐

---

3 **Sie diagnostizieren einen Hyperparathyreoidismus mit Hyperkalzämie. Welche therapeutischen Maßnahmen ergreifen Sie, um den Kalziumspiegel zu normalisieren?**

Gewusst? ☺ ☐ 😐 ☐ ☹ ☐

---

4 **Sie diagnostizieren eine Hyperkalzämie aufgrund einer Knochenmetastase. Welche Maßnahme ergreifen Sie zur Senkung des Kalziumspiegels?**

Gewusst? ☺ ☐ 😐 ☐ ☹ ☐

Antwort 1

Man erwartet eine metabolische Alkalose durch den Verlust von H^+. Sie gleichen den Flüssigkeitsverlust durch Zufuhr von NaCl-Lösung aus und verordnen je nach Ursache Phenothiazine (postoperativ), H1-Rezeptor-Antagonisten (Kinetosen, Hyperemesis gravidarum), 5-HT3-Rezeptor-Antagonisten (Zytostatika, Strahlentherapie, postoperativ).

Antwort 2

Sie führen 0,9 % NaCl-Lösung zu und beginnen, den Blutzuckerspiegel mit Altinsulin zu normalisieren. Im Verlauf der Behandlung kontrollieren Sie den K^+-Spiegel, da Sie eine Hypokaliämie erwarten.

Antwort 3

Sie verordnen Schleifendiuretika (**Cave:** keine Thiazide!), Glukokortikoide (Hemmung der intestinalen Kalzium-Resorption). Bei Vorliegen einer Hypophosphatämie verordnen Sie Natrium- oder Kaliumphosphat, um die Bildung von Knochenapatit zu fördern und dadurch den Kalziumspiegel zu senken.

Antwort 4

Sie verordnen ein Bisphosphonat z. B. Zoledronat.

3 Anaphylaxis und AM-Allergien

1 **Wodurch wird eine anaphylaktische allergische Reaktion Typ I ausgelöst?**

Gewusst? ☺ ☐ 😐 ☐ ☹ ☐

---

2 **Nennen Sie die pharmakologischen Maßnahmen beim anaphylaktischen Schock.**

Gewusst? ☺ ☐ 😐 ☐ ☹ ☐

---

3 **Geben Sie die ungefähre Häufigkeit von Arzneimittelallergien bei der Therapie mit**

a) Penicillinen
b) Metamizol (Agranulozytose)
c) Digoxin

an.

Gewusst? ☺ ☐ 😐 ☐ ☹ ☐

---

4 **Nennen Sie mindestens 3 Krankheitsbilder, denen eine Arzneimittelallergie zugrunde liegen kann.**

Gewusst? ☺ ☐ 😐 ☐ ☹ ☐

Antwort 1

IgE-Antikörper, die an Mastzellen und basophile Leukozyten gebunden sind und bei Bindung des Antigens massiv Histamin, Leukotriene, Prostaglandine und andere Mediatoren freisetzen, lösen eine Typ-I-Reaktion aus.

Antwort 2

- Adrenalin (0,1 mg, i. v.)
- Prednisolon (250–1000 mg, i. v.)
- Clemastin (2 mg, i. v.)
- Elektrolytlösung i. v.

Antwort 3

a) **Penicilline:** 0,7–10 % aller mit Penicillin behandelten Patienten
b) **Metamizol:** zwischen 1 : 100 000 und 1 : 1 000 000
c) **Digoxin:** Allergien sind unbekannt.

Antwort 4

- Hypersensitivitätssyndrom
  (Drug related hypersensitivity syndrome)
- Hautexanthem
- Urtikaria
- Vaskulitiden
- Arzneimittelfieber
- Serumkrankheit.

4 Toxikologie und Antidota

1 Definieren Sie den Begriff Summationsgift.

Gewusst? ☺ ☐ 😐 ☐ ☹ ☐

---

2 Nennen Sie 3 Mechanismen, die der chemischen Kanzerogenese zugrunde liegen.

Gewusst? ☺ ☐ 😐 ☐ ☹ ☐

---

3 Womit kann die Methämoglobinbildung durch CO behandelt werden?

Gewusst? ☺ ☐ 😐 ☐ ☹ ☐

---

4 Womit therapieren Sie eine Zyanid-Vergiftung?

Gewusst? ☺ ☐ 😐 ☐ ☹ ☐

---

5 Womit behandeln Sie bei Vergiftung mit Organophosphaten und Carbamaten?

Gewusst? ☺ ☐ 😐 ☐ ☹ ☐

Antwort 1

Bei **Summationsgiften** ergibt sich die Wirkung aus den Einzeldosen multipliziert mit der Einnahmezeit, also Konzentration × Zeit. Das Ausmaß der Wirkung wird nur durch die Gesamtdosis bestimmt. Klassisches Beispiel ist das Kanzerogen 4-Dimethylaminoazobenzen.

Antwort 2

- Defekte der DNA-Reparatur
- DNA-Basenmodifikationen
- Aktivierung von Onkogenen.

Antwort 3

i.v.-Gabe von Methylenblau 1 mg/kg Körpergewicht.

Antwort 4

- Hydroxycobalamin 2,5 %; 200 ml i. v.
- Natriumthiosulfat 10 %; 10–20 ml i. v.

Antwort 5

- Antagonisierung der Acetylcholinwirkung mit Atropin
- Reaktivierung der Acetylcholinesterase mit Obidoxim.

5 Schmerztherapie

1 **Nennen Sie 3 klinisch wichtige Eigenschaften der nicht-steroidalen Antiphlogistika (NSAID).**

Gewusst? ☺ ☐ 😐 ☐ ☹ ☐

---

2 **Nennen Sie 3 nicht-antiphlogistisch wirkende NSAIDs.**

Gewusst? ☺ ☐ 😐 ☐ ☹ ☐

---

3 **Warum muss man bei der Verordnung von COX-2(Cyclo-oxygenase 2)-Hemmstoffen besondere Sorgfalt walten lassen?**

Gewusst? ☺ ☐ 😐 ☐ ☹ ☐

Antwort 1

- antiphlogistische (entzündungshemmende) Wirkung
- antipyretische (fiebersenkende) Wirkung
- analgetische (schmerzhemmende) Wirkung.

Antwort 2

- Paracetamol
- Metamizol
- Propyphenazon.

Antwort 3

COX-2-Hemmstoffe, insbesondere Vioxx®, können eine koronare Herzkrankheit bis zum Herzinfarkt verstärken, da sie die Produktion von Prostacyclin stärker hemmen als die von Thromboxan.

4 **Nennen Sie mögliche unerwünschte Wirkungen einer langfristigen Einnahme von Diclofenac.**

Gewusst? ☺ ☐ 😐 ☐ ☹ ☐

---

5 **Das ZNS besitzt 3 Typen von Opioidrezeptoren. Nennen Sie die 3 Opioidrezeptoren und ordnen Sie die Morphinwirkungen den 3 Rezeptoren zu.**

Gewusst? ☺ ☐ 😐 ☐ ☹ ☐

Antwort 4

- Magengeschwür mit Blutungen
- Analgetika-Asthma
- Verlängerung der Blutungszeit
- Nierenschäden.

Antwort 5

Opioidrezeptoren des ZNS

Rezeptor	Wirkung
μ-Rezeptor	Analgesie, Euphorie, Abhängigkeit, Miosis, Atemdepression, antitussive Wirkung, Erbrechen (Frühphase), Bradykardie, Obstipation
δ-Rezeptor	Analgesie, Verhaltensänderungen
ϰ-Rezeptor	Analgesie, Sedation, Dysphorie

6 **Nennen Sie die typische Symptomentrias einer Morphinvergiftung. Wie kann dieser Verdacht bestätigt werden?**

Gewusst? ☺ ☐ 😐 ☐ ☹ ☐

---

7 **Beschreiben Sie den Stufenplan zur Behandlung von Tumorschmerzen.**

Gewusst? ☺ ☐ 😐 ☐ ☹ ☐

Antwort 6

Symptome bei einer **Morphinvergiftung** sind Miosis, Atemdepression und Bewusstlosigkeit. Der Verdacht kann durch i. v.-Gabe von Naloxon bestätigt werden.

Antwort 7

- **Stufe 1:** Nicht-Opioide (z. B. NSAIDs)
- **Stufe 2:** schwaches Opioid (z. B. Codein, Dextropropoxyphen, Tramadol, Tilidin N) plus/minus NSAID
- **Stufe 3:** starkes Opioid (Levomethadon, Morphin, Pethidin, Buprenorphin) plus/minus NSAID.

6 Kardiologie, Angiologie

1 **Nennen Sie 4 Substanzgruppen, die am besten zur Behandlung einer essentiellen Hypertonie geeignet sind.**

Gewusst? ☺ ☐ 😐 ☐ ☹ ☐

---

2 **Sind Angiotensin-Converting-Enzym-Inhibitoren bei einer Hypertonie mit Nierenerkrankungen indiziert?**

Gewusst? ☺ ☐ 😐 ☐ ☹ ☐

---

3 **Nennen Sie unerwünschte Wirkungen der Hypertoniebehandlung und ordnen Sie diese einer Arzneimittelgruppe zu.**

Gewusst? ☺ ☐ 😐 ☐ ☹ ☐

Antwort 1

- Diuretika
- β-Adrenozeptor-Antagonisten
- Angiotensin-Converting-Enzym-Inhibitoren
- Kalziumkanalblocker.

Antwort 2

Diese Frage lässt sich nicht eindeutig beantworten, da ACE-Hemmstoffe und AT1-Rezeptor-Antagonisten bei Niereninsuffizienz indiziert sind, dagegen bei beidseitiger Nierenarterienstenose kontraindiziert sind.

Antwort 3

- Rebound bei plötzlichem Absetzen: alle
- Knöchelödeme, orthostatische Hypotonie: Kalziumkanalblocker
- trockener Husten, Angioödem: ACE-Hemmstoffe
- Hyperkaliämie: ACE-Hemmstoffe plus kaliumsparendes Diuretikum
- Tachykardie: α-Adrenorezeptor-Hemmstoff.

4 **Was wird zur Behandlung des hypertensiven Notfalls empfohlen?**

Gewusst? ☺ ☐ 😐 ☐ ☹ ☐

---

5 **Wie behandeln Sie die hypertensive Krise?**

Gewusst? ☺ ☐ 😐 ☐ ☹ ☐

---

6 **Welche nicht-medikamentöse Therapie besprechen Sie mit einem Patienten mit koronarer Herzkrankheit?**

Gewusst? ☺ ☐ 😐 ☐ ☹ ☐

Antwort 4

- Glyzeroltrinitrat als Spray bei Lungenödem, instabiler Angina pectoris, Myokardinfarkt
- ohne Herzbeteiligung: Nitrendipin subkutan; Clonidin (Catapresan®) i. v.
- Nitroprussid-Natrium-Infusion bei Zeichen der zerebralen Schädigung und nicht normalisierbarem Hochdruck.

Antwort 5

Die **hypertensive Krise** wird mit einem langwirksamen Antihypertonikum (z. B. Ramipril) und regelmäßiger Blutdruckkontrolle behandelt.

Antwort 6

- Normalisierung des Körpergewichts
- körperliche Bewegung
- autogenes Training zur Stress-Bewältigung
- Koronarangiographie mit möglicher Stenteinlage
- Bypasschirurgie.

7 **Welche Sekundärprävention leiten Sie bei einem Patienten mit koronarer Herzkrankheit ein?**

Gewusst? ☺ ☐ 😐 ☐ ☹ ☐

---

8 **Ist eine Therapie mit Langzeitnitraten bei der KHK indiziert?**

Gewusst? ☺ ☐ 😐 ☐ ☹ ☐

---

9 **Was sind die wichtigsten unerwünschten Wirkungen von β-Adrenorezeptor-Antagonisten?**

Gewusst? ☺ ☐ 😐 ☐ ☹ ☐

Antwort 7

- β-adrenerge Rezeptor-Blocker (z. B. Bisoprolol, Metoprolol)
- ACE-Hemmstoffe (z. B. Ramipril, Lisinopril)
- Antikoagulation mit Low-dose-ASS (100 mg)
- Statine HMG-CoA-Reductase-Hemmstoffe (z. B. Simvastatin, Lovastatin).

Antwort 8

Nein! Diese ist nur bei insuffizienter nicht-medikamentöser und medikamentöser Therapie wirksam.

Antwort 9

- Störung der Potenz (individuell sehr unterschiedlich)
- Erhöhung des Atemwegswiderstands
- Bradykardie
- kalte Extremitäten als Folge der Vasokonstriktion.

10 **Wie behandeln Sie einen akuten Myokardinfarkt im Krankenhaus ohne Möglichkeit der invasiven Koronarintervention?**

Gewusst? ☺ □ 😐 □ ☹ □

---

11 **Was ist die zurzeit beste Therapie des Myokardinfarkts ohne massive Probleme?**

Gewusst? ☺ □ 😐 □ ☹ □

---

12 **Was wird als Post-Infarktprophylaxe verordnet?**

Gewusst? ☺ □ 😐 □ ☹ □

---

13 **Welche Therapie muss nach einer Applikation eines Drug-eluting-Stents wie lange durchgeführt werden?**

Gewusst? ☺ □ 😐 □ ☹ □

Antwort 10

- Schmerzmittel (z. B. Morphin)
- akut wirkende Nitrate (Nitroglyzerin)
- Beruhigungsmittel (z. B. Valium i. v.)
- Lyse mit rekombinanten Plasminogenaktivatoren
- Heparinisierung.

Antwort 11

Der **Myokardinfarkt** wird am besten durch Koronarangiographie mit Gefäßdilatation durch einen Drug-eluting-Stent behandelt.

Antwort 12

- kardioselektive β_1-Adrenorezeptor-Blocker
- Statine (HMG-CoA-Reduktase-Hemmstoffe)
- ASS (100 mg)
- fakultativer ACE-Hemmstoff bei einem NYHA-Stadium über II.

Antwort 13

- ASS 100 mg/Tag für mind. 1 Jahr, besser lebenslang
- Clopidogrel 75 mg/Tag für mind. 0,5–1 Jahr.

14 **Beschreiben Sie das Wirkprinzip von Clopidogrel.**

Gewusst? ☺ ☐ 😐 ☐ ☹ ☐

---

15 **Nennen Sie 3 Wirkgruppen, die eine Lebensverlängerung bei Herzinsuffizienz bewirken.**

Gewusst? ☺ ☐ 😐 ☐ ☹ ☐

---

16 **Wann bringt die Therapie mit Herzglykosiden bei der Herzinsuffizienz einen Vorteil?**

Gewusst? ☺ ☐ 😐 ☐ ☹ ☐

Antwort 14

Clopidogrel ist ein nichtkompetitiver, irreversibler Antagonist am P2Y12-ADP-Rezeptor der Plättchen, der sowohl die primäre als auch die sekundäre Plättchenaggregation durch ADP hemmt.

Antwort 15

- Diuretika je nach Schwere der Flüssigkeitsretention: Thiazide/Schleifendiuretika; bei persistierender Hypokaliämie Spironolacton/Eplerenon
- ACE-Hemmstoffe
- Betablocker.

Antwort 16

Die Therapie mit Herzglykosiden ist bei tachykardem Vorhofflimmern oder -flattern mit systolischer linksventrikulärer Dysfunktion vorteilhaft.
Digitalispräparate haben keinen Einfluss auf die Gesamtletalität, verbessern aber die Belastungskapazität bei NYHA II–IV und senken die Hospitalisationsfrequenz.

17 **Welche diagnostischen Parameter werden zur Therapieindikation von ACE-Hemmstoffen bei der Herzinsuffizienz benutzt?**

Gewusst? ☺ ☐ 😐 ☐ ☹ ☐

---

18 **Beschreiben Sie die pharmakologischen Therapiemöglichkeiten bei Herzrhythmusstörungen.**

Gewusst? ☺ ☐ 😐 ☐ ☹ ☐

---

19 **Welche medikamentöse Option haben Sie zur Behandlung von supraventrikulären Tachykardien?**

Gewusst? ☺ ☐ 😐 ☐ ☹ ☐

---

20 **Beschreiben Sie die Möglichkeiten, eine pAVK (periphere arteriovenöse Krankheit) zu behandeln.**

Gewusst? ☺ ☐ 😐 ☐ ☹ ☐

Antwort 17

Alle Patienten mit einer linksventrikulären Ejektionsfraktion (EF) unter 35 % sollen ACE-Hemmstoffe erhalten!

Antwort 18

Die Therapiemöglichkeiten bei **Arrhythmien** sind gering. Nur Betablocker haben bisher keine proarrhythmischen Eigenschaften gezeigt und senken die Häufigkeit des plötzlichen Herztods.

Antwort 19

- Kalziumkanalblocker
- Herzglykoside.

Antwort 20

Eine effektive Behandlungsmöglichkeit der **pAVK** gibt es nicht. Die Wegstrecke kann geringfügig verlängert werden durch Pentoxifyllin, Naftidrofuryl und andere wenig wirksame Substanzen.

21 **Nennen Sie „Antiarrhythmika", die bei nicht persistierender Vorhof- oder Kammertachykardie eingesetzt werden können.**

Gewusst? ☺ ☐ 😐 ☐ ☹ ☐

---

22 **Wodurch wird die Prävalenz der peripheren Durchblutungsstörungen erhöht?**

Gewusst? ☺ ☐ 😐 ☐ ☹ ☐

---

23 **Was ist die Prophylaxe eines Schlaganfalls bei Vorhofflimmern?**

Gewusst? ☺ ☐ 😐 ☐ ☹ ☐

---

24 **Was wird zur Sekundärprophylaxe beim ischämischen Schlaganfall empfohlen?**

Gewusst? ☺ ☐ 😐 ☐ ☹ ☐

Antwort 21

- Verapamil
- Diltiazem
- Adenosin
- Lidocain
- Amiodaron.

Antwort 22

Hypertonie, Hypercholesterinämie, Diabetes mellitus und Zigarettenrauchen erhöhen die Prävalenz von Durchblutungsstörungen.

Antwort 23

Zur Vorbeugung können orale Antikoagulantien (z. B. Phenprocoumon, Warfarin) eingesetzt werden.

Antwort 24

- Low-dose-ASS (100 mg/Tag)
- Clopidogrel (75 mg/Tag)
- ASS (2 × 25 mg) + Dipyridamol (2 × 200 mg).

25 **Beschreiben Sie den Wirkmechanismus von unfraktioniertem und niedermolekularem Heparin.**

Gewusst? ☺ ☐ 😐 ☐ ☹ ☐

---

26 **Welche unerwünschten Wirkungen können bei längerdauernder Heparintherapie auftreten?**

Gewusst? ☺ ☐ 😐 ☐ ☹ ☐

---

27 **Was sind „Antidote" bei der Behandlung mit oralen Antikoagulantien (Cumarine), die zu einer Blutung geführt hat?**

Gewusst? ☺ ☐ 😐 ☐ ☹ ☐

Antwort 25

Unfraktioniertes Heparin bindet an Antithrombin III und inaktiviert gleichzeitig Faktor IIa (Thrombin) und Faktor Xa. **Niedermolekulares Heparin** bindet an Antithrombin III und inaktiviert Faktor Xa.

Antwort 26

- Blutungen
- Thrombozytopenie
- Osteoporose
- Haarausfall.

Antwort 27

- Vitamin K
- Gerinnungsfaktoren
- Fresh-frozen-Plasma.

28 Nennen Sie einige

a) direkte Thrombin-Hemmstoffe
b) Antagonisten von Glykoprotein IIb/IIIa.

Gewusst? ☺ ☐ 😐 ☐ ☹ ☐

---

29 Beschreiben Sie die medikamentöse Therapie des kardiogenen Schocks.

Gewusst? ☺ ☐ 😐 ☐ ☹ ☐

---

30 Was ist die Pharmakotherapie des hypovolämischen Schocks ?

Gewusst? ☺ ☐ 😐 ☐ ☹ ☐

---

31 Welche Therapieoptionen stehen Ihnen beim septischen Schock zur Verfügung?

Gewusst? ☺ ☐ 😐 ☐ ☹ ☐

Antwort 28

a) **direkte Thrombin-Hemmstoffe:** Hirudin, Desirudin, Bivalirudin, Dabigatran
b) **Antagonisten von Glykoprotein IIb/IIIa:** Abciximab, Eptifibatid, Tirofiban.

Antwort 29

Niedrig dosiertes Dopamin → bei Nicht-Wirken: Dobutamin → bei Nicht-Wirken: Adrenalin; dazu Antikoagulation mit Heparin; gegebenenfalls antiarrhythmische Therapie.

Antwort 30

Der **hypovolämische Schock** wird mit Volumenersatz mit Blut, kolloidalen Lösungen und Albumin-Lösungen therapiert.

Antwort 31

- Antibiotika-Therapie
- aktiviertes Protein C
- nicht gesicherte Wirkung: Glukokortikoide, Heparin, Dopamin, Dobutamin, Orciprenalin.

7 Hämatologie

1 **Wie kann man beim Patienten Eisen substituieren, welche UAW sind bei oraler Eisensubstitution typisch und wie lassen sie sich verhindern?**

Gewusst? ☺ ☐ 😐 ☐ ☹ ☐

---

2 **Nennen Sie Symptome und Therapie der Eisenintoxikation.**

Gewusst? ☺ ☐ 😐 ☐ ☹ ☐

Antwort 1

Eisensubstitution:
- orale Eisensubstitution mit anorganischem Eisen-(II-)Sulfat
- parenterale Eisensubstitution mit Eisen (III).

UAW der parenteralen Eisensubstitution: GIT-Beschwerden (15–20 %), häufig Obstipation.

Antwort 2

Symptome:
- akute Vergiftung mit Eisenpräparaten (Kinder!); LD bei Kleinkindern 2 g; Letalität 50 %
- ca. 1 h nach Einnahme Erbrechen, Magenschmerzen, Diarrhö (hämorrhagische Gastroenteritis) → Schock, retardierter Blutdruckabfall, Epilepsie, toxische Hepatitis.

Therapie:
- Deferoxamin (Eisenkomplexbildner) oral und parenteral
- Magenspülung
- Milch.

3 Erläutern Sie die Pharmakologie von Vitamin B_{12}.

Gewusst? ☺ ☐ 😐 ☐ ☹ ☐

---

4 Erläutern Sie die Pharmakologie von Erythropoetin.

Gewusst? ☺ ☐ 😐 ☐ ☹ ☐

Antwort 3

Vitamin B_{12} (Cobolamin) als Pharmakon bei:
- pernizöser Anämie
- gestillten Kindern veganer Mütter
- Tic doloreux
- Überdosierungserscheinungen sind nicht bekannt.

Antwort 4

Erythropoetin (rekombinant, menschlich) wird zur Behandlung der Anämie v. a. bei chronischer Niereninsuffizienz eingesetzt. Es bewirkt durch Apoptosehemmung von Vorläuferzellen die Reifung von Erythrozyten. Der Erythrpoetin-Rezeptor ist eine Tyrosinkinase.
Therapieziele der Behandlung sind Hb bei 12–12,5 und HK unter 36 %.
UAW sind Hypertonie, Kopfschmerzen und Thrombembolien.

8 Pneumologie

1 **Nennen Sie die 2 Hauptsäulen der Pharmakotherapie des Asthma bronchiale.**

Gewusst? ☺ ☐ 😐 ☐ ☹ ☐

---

2 **Erläutern Sie den Einsatz dieser Substanzen bei verschiedenen Schweregraden des Asthma bronchiale.**

Gewusst? ☺ ☐ 😐 ☐ ☹ ☐

---

3 **Nennen Sie typische Symptome einer Überdosierung von β_2-Sympathomimetika.**

Gewusst? ☺ ☐ 😐 ☐ ☹ ☐

Antwort 1

β_2-Sympathomimetika (bronchodilatatorische Therapie):
- kurzwirksame (z. B. Salbutamol, Fenoterol)
- langwirksame (z. B. Salmeterol, Formoterol).

Glukokortikoide (antientzündliche Therapie):
- inhalative (z. B. Fluticason, Mometason, Budesonid, Ciclesonid)
- systemische (z. B. Methylprednisolon).

Antwort 2

Kurzwirksame β_2-Sympathomimetika werden als Bedarfsmedikation zur Anfallsbehandlung bei allen Schweregraden eingesetzt.
Inhalative Glukokortikoide werden bei persistierenden Beschwerden (ab Schweregrad 2) als Dauermedikation eingesetzt und können bei mittelschwerem bis schwerem Asthma mit langwirksamen β_2-Sympathomimetika kombiniert werden.
Bei schwerem Asthma sind systemische Glukokortikoide indiziert.

Antwort 3

- Tremor (insbesondere an den Händen)
- Tachykardie
- Arrhythmien
- Palpitationen
- Ruhelosigkeit
- Schlafstörungen
- Hypokaliämie.

4 **Nennen Sie weitere Bronchodilatatoren und charakterisieren Sie diese kurz.**

Gewusst? ☺ ☐ 😐 ☐ ☹ ☐

---

5 **Diskutieren Sie den Einsatz inhalativer Glukokortikoide (ICS) bei Kindern. Welche Alternativen wären denkbar?**

Gewusst? ☺ ☐ 😐 ☐ ☹ ☐

Antwort 4

Theophyllin besitzt moderate bronchodilatatorische und vermeintlich antiinflammatorische Wirkung. Nachteile sind seine geringe therapeutische Breite bei hoher Variabilität der individuell erforderlichen Dosis und sein ausgeprägtes Interaktionspotenzial. Es wird daher i.d.R. nur als Mittel 2. Wahl bei mangelndem Therapieerfolg eingesetzt.
Anticholinergika (z.B. Ipratropiumbromid) wirken relativ langsam und deutlich schwächer bronchodilatatorisch als β_2-Sympathomimetika. Sie können vorteilhaft für Patienten mit kardialen Erkrankungen (z.B. KHK) sein, bei denen der Einsatz von β_2-Sympathomimetika und Theophyllin mit einem beträchtlichen Risiko behaftet ist. Anticholinergika besitzen größere Bedeutung für die Therapie der COPD.
Leukotrienrezeptor-Antagonisten (z.B. Montelukast) können zur Dauertherapie bei leichtem Asthma, bei Inhalationsproblemen und zur Vorbeugung gegen Belastungsasthma eingesetzt werden.

Antwort 5

Glukokortikoide können eine Wachstumshemmung hervorrufen. Es wurde allerdings gezeigt, dass es sich dabei nur um eine Wachstumsverzögerung handelt. Die behandelten Kinder erreichen im Vergleich zu Altersgefährten letztendlich die gleiche Körpergröße. Dabei ist zu beachten, dass die Unterlassung der Therapie möglicherweise schwerwiegendere Folgen hat. Ferner bessert sich mit der Pubertät oft die Symptomatik mit der Möglichkeit zur Auslassung von ICS.
Bei Kindern wirkt **Cromoglycinsäure** häufig besser als bei Erwachsenen. Es kann deshalb als Alternative insbesondere bei allergischem Asthma in leichten Schweregraden erprobt werden.

6 **Welche pharmakologischen Interventionen sind bei Status asthmaticus und unzureichendem Ansprechen auf inhalative β_2-Sympathomimetika indiziert?**

Gewusst? ☺ ☐ 😐 ☐ ☹ ☐

---

7 **Nennen Sie die Hauptsäulen der Pharmakotherapie der COPD.**

Gewusst? ☺ ☐ 😐 ☐ ☹ ☐

---

8 **Welches sind die häufigsten unerwünschten Wirkungen unter der Therapie mit inhalativen Glukokortikoiden und wodurch können diese reduziert werden?**

Gewusst? ☺ ☐ 😐 ☐ ☹ ☐

Antwort 6

- zusätzlich Inhalation von 0,5 mg Ipratropiumbromid
- parenterale Applikation des β_2-Mimetikums (z. B. Salbutamol i. v.). **Cave:** mindestens 10 min zwischen Bolus-Infusionen!
- parenterale Applikation von Prednisolon i. v.
- Gabe von Theophyllin i. v.

Antwort 7

- Bronchodilatatoren wie β_2-Sympathomimetika und Anticholinergika als Bedarfs- oder Dauertherapie abhängig von Schweregrad
- Glukokortikoide nur bei ausgeprägter funktioneller Einschränkung (> 50 %), wiederholter Exazerbation und Vorliegen eines therapeutischen Effekts (i.d.R. keine Langzeittherapie).

Antwort 8

Unerwünschte Wirkungen sind oropharyngeal: lokale Irritationen, Heiserkeit und Candidiasis (Mundsoor).
Reduktion durch:
- verbesserte pulmonale Deposition des Glukokortikoids, d. h. ein verbessertes Applikationssystem (Spacer, Treibgas etc.)
- Mundspülen, Zähneputzen oder Essen unmittelbar nach Applikation.

9 Gastroenterologie

1 **Beschreiben Sie den Wirkmechanismus von Protonenpumpenhemmstoffen am Beispiel von Omeprazol. Nach welchem Zeitraum ist bei einer einmaligen Gabe von 20 mg Omeprazol wieder mit einer normalen Magensäureproduktion zu rechnen?**

Gewusst? ☺ ☐ 😐 ☐ ☹ ☐

---

2 **Erläutern Sie, warum Protonenpumpenhemmstoffe (z. B. Omeprazol) selten klinisch relevante, unerwünschte Wirkungen hervorrufen.**

Gewusst? ☺ ☐ 😐 ☐ ☹ ☐

---

3 **Welche Interaktionen mit anderen Arzneistoffen müssen Sie bei dem Protonenpumpenhemmstoff Omeprazol berücksichtigen?**

Gewusst? ☺ ☐ 😐 ☐ ☹ ☐

Antwort 1

Omeprazol ist ein Prodrug. Nach Resorption gelangt es über das Blut in die Parietalzellen und dann in die Canaliculi. Dort liegt die säurelabile Substanz als Sulfensäure oder Sulfenamid vor und bindet über eine Disulfidbrücke kovalent an die H^+/K^+-ATPase (Protonenpumpe), die so irreversibel inaktiviert wird. Nach 2–3 Tagen sind die inaktivierten Protonenpumpen wieder durch neu-synthetisierte Protonenpumpen ersetzt.

Antwort 2

Omeprazol ist eine säurelabile Substanz, die erst bei pH-Werten unter pH 4 in ihrer aktiven Form vorliegt. Diese sauren pH-Werte treten im Körper nur im Magenlumen auf. Daher zeigen Protonenpumpenhemmstoffe wie Omeprazol bei einer Dosis von 20 mg/d in anderen Geweben keine klinisch relevante Wirkung.

Antwort 3

Omeprazol wird über das Cytochrom-P450-Isoenzym Cyp2C19 abgebaut. Dadurch wird der Abbau von Warfarin und Diazepam verzögert und die Wirkung dieser Stoffe verlängert bzw. verstärkt.

4 **Nennen Sie 3 Arzneistoffgruppen, welche die Magensäureproduktion reduzieren.**

Gewusst? ☺ ☐ 😐 ☐ ☹ ☐

---

5 **Warum wirken schwach saure NSAIDs wie Acetylsalicylsäure besonders gut im „sauren Milieu"?**

Gewusst? ☺ ☐ 😐 ☐ ☹ ☐

---

6 **Warum können hochdosierte, nicht-selektive NSAIDs wie Acetylsalicylsäure (2 g/d) zur Ulkusentstehung führen?**

Gewusst? ☺ ☐ 😐 ☐ ☹ ☐

---

7 **Erläutern Sie den Begriff Hypergastrinämie.**

Gewusst? ☺ ☐ 😐 ☐ ☹ ☐

Antwort 4

- M1-AChR-Antagonisten (Pirenzipin)
- H2-R-Antagonisten (Ranitidin)
- Protonenpumpenhemmstoffe (Omeprazol).

Antwort 5

Acetylsalicylsäure ist eine schwache organische Säure (pH 3,8). Im sauren Milieu (Magen: pH 1–3) ist ASS ungeladen und kann leicht die Zellmembran der Magenepithelzellen durchdringen. Im Cytoplasma (pH 6,5–7) ist ASS geladen und kann die Zelle schwer verlassen. Daher kommt es zu einer effektiveren Anreicherung von ASS in Magenepithelzellen als in Zellen, die sich in pH-neutraler Umgebung befinden.

Antwort 6

NSAIDs hemmen die COX-1 und somit die Prostaglandinsynthese. Prostaglandine im Magenepithel steigern die Schleim- und Bikarbonatsekretion und spielen daher eine wichtige zytoprotektive Rolle. Ein Wegfall dieser Schutzfunktion begünstigt die Ulkusentstehung.

Antwort 7

Hypergastrinämie beschreibt eine erhöhte Gastrinkonzentration im Plasma: sie kann durch Hemmung der Magensäuresekretion durch z.B. Protonenpumpenhemmstoffe entstehen, wobei die G-Zellen des Antrums maximal zur Gastrinproduktion angeregt werden (auch bei: Zollinger-Ellison-Syndrom).

8 **Welche Rezeptoren werden direkt von Laxantien aktiviert?**

Gewusst? ☺ ☐ 😐 ☐ ☹ ☐

---

9 **Welche Gefahr besteht bei einem anhaltenden Laxantienmissbrauch?**

Gewusst? ☺ ☐ 😐 ☐ ☹ ☐

---

10 **Warum soll das Opioid Loperamid bei Diarrhö nur kurzfristig angewendet werden? Kann Loperamid bei Kindern unter 2 Jahren, die Durchfall haben, verordnet werden?**

Gewusst? ☺ ☐ 😐 ☐ ☹ ☐

Antwort 8

Keine, **Laxantien** wie Quellmittel (z. B. Leinsamen) oder osmotisch wirksame Substanzen (z. B. Sorbit) halten Wasser im Darmlumen und dehnen durch die Wasseraufnahme passiv die Darmwand. Dadurch werden neuronal gesteuerte Darmbewegungen stimuliert.

Antwort 9

Laxantienmissbrauch führt zu Störungen im Elektrolythaushalt, insbesondere zu einer Hypokaliämie, die das Risiko für Herzrhythmusstörungen erhöht.

Antwort 10

Loperamid wirkt lokal am Darm auf μ-Rezeptoren und hemmt die Darmmotilität und somit die Symptomatik der Diarrhö, ohne jedoch ihre Ursache (zu > 50 % eine bakterielle Infektion) zu bekämpfen. Es erreicht im Normalfall keine wirksamen ZNS-Spiegel, da es durch P-Glykoprotein aus den Endothelzellen der Hirnkapillaren heraustransportiert wird. Bei Hemmung des P-Glykoproteintransporters z. B. durch Chinidin kommt es jedoch zu wirksamen ZNS-Spiegeln. **Cave:** Atemdepression!
Bei Kindern unter 2 Jahren erreicht Loperamid wirksame ZNS-Spiegel und kann zu Atemdepression führen. Es sollte daher nicht gegeben werden.

11 **Nennen Sie 3 Arzneistoffe, die als unerwünschte Wirkung eine Obstipation ($\leq$ 3 Entleerungen/Woche) auslösen können.**

Gewusst? ☺ ☐ 😐 ☐ ☹ ☐

---

12 **Welches Glukokortikoid ist zur Behandlung von Morbus Crohn besonders geeignet?**

Gewusst? ☺ ☐ 😐 ☐ ☹ ☐

---

13 **Aminosalicylate (z. B. Sulfasalazin) werden zur Behandlung chronisch-entzündlicher Darmerkrankungen eingesetzt. Erläutern Sie den Wirkmechanismus.**

Gewusst? ☺ ☐ 😐 ☐ ☹ ☐

Antwort 11

- Opioide
- m-AChR-Antagonisten
- Verapamil.

Antwort 12

Budesonid in Kapselform ist wegen der geringen systemischen Bioverfügbarkeit (< 10 %) besonders bei ileozökalem Befall der Vorzug gegenüber systemischen Glukokortikoiden zu geben.

Antwort 13

Sulfasalazin ist ein Prodrug und wird durch bakterielle Enzyme zu Sulfapyridin und Mesalazin gespalten. Mesalazin ist die wirksame Substanz und wirkt immunsuppressiv. Sulfapyridin ist für die Nebenwirkungen wie Übelkeit, Erbrechen, Kopfschmerz verantwortlich. Die Inaktivierung von Sulfapyridin durch Acetylierung kann durch genetische Disposition verlangsamt sein.

14 **Aus welchen Arzneistoffen setzt sich die empfohlene Pharmakotherapie von Magenulzera zusammen?**

Gewusst? ☺ ☐ 😐 ☐ ☹ ☐

---

15 **Beschreiben Sie den Wirkmechanismus von Domperidon und Metoclopramid.**

Gewusst? ☺ ☐ 😐 ☐ ☹ ☐

---

16 **Warum ist bei der Behandlung von Darmmotilitätsstörungen Domperidon der Vorzug gegenüber Metoclopramid zu geben?**

Gewusst? ☺ ☐ 😐 ☐ ☹ ☐

---

17 **Welche Arzneistoffe sind zur Pharmakotherapie der Adipositas zugelassen?**

Gewusst? ☺ ☐ 😐 ☐ ☹ ☐

Antwort 14

Es wird eine **Triple-Therapie** zur gleichzeitigen **Helicobacter-Eradikation** empfohlen mit:
- PPI (z.B. Omeprazol)
- Clarithromycin
- Amoxicillin.

Antwort 15

Beide Substanzen blockieren den D2-Rezeptor im Brechzentrum und der Area postrema.

Antwort 16

Beide Arzneistoffe sind D2-R-Antagonisten. Domperidon überschreitet aber nicht die Blut-Hirn-Schranke und hat daher weniger zentral-nervöse Nebenwirkungen.

Antwort 17

Bei einem BMI > 30 können nicht-medikamentöse Maßnahmen durch Sibutramin (Hemmung der NA und Serotonin-Aufnahme), Orlistat (Hemmung von Lipasen im GI-Trakt) oder Rimonabant (CB1-R-Antagonist) unterstützt werden.

18 **Welche Pharmakotherapie führen Sie bei der chronischen Pankreatitis durch?**

Gewusst? ☺ ☐ 😐 ☐ ☹ ☐

---

19 **Nennen Sie mindestens 4 Ursachen, die Erbrechen auslösen können.**

Gewusst? ☺ ☐ 😐 ☐ ☹ ☐

---

20 **Was wird bewährtermaßen bei Kinetosen gegeben?**

Gewusst? ☺ ☐ 😐 ☐ ☹ ☐

---

21 **Was wird bewährtermaßen bei Zytostatikagabe und Bestrahlung gegeben?**

Gewusst? ☺ ☐ 😐 ☐ ☹ ☐

Antwort 18

Es sollte eine Schmerztherapie mit peripher wirksamen Analgetikum (Metamizol) und stark wirksamen Opioid (Buprenorphin) durchgeführt werden.

Antwort 19

- Chemotherapeutika
- Toxine
- Bewegung
- psychogene Ursachen
- Schwangerschaft
- Entzündung im Bereich des Peritoneums.

Antwort 20

Bei **Kinetosen** hat sich die Gabe von H1-Rezeptor-Antagonisten bewährt: Promethazin, Meclozin, Dimenhydrinat.

Antwort 21

Bei Zytostatikagabe und Bestrahlung hat sich die Gabe von **Serotonin-5-HT3-Rezeptor-Antagonisten** bewährt: Ondansetron, Tropisetron, Dolasetron.

10 Hepatologie

1 **Erläutern Sie die Basistherapie bei portalem Aszites.**

Gewusst? ☺ ☐ 😐 ☐ ☹ ☐

---

2 **Erläutern Sie die Standardtherapie der chronischen Hepatitis C (HCV).**

Gewusst? ☺ ☐ 😐 ☐ ☹ ☐

Antwort 1

Die Basistherapie eines **portalen Aszites** besteht in Natriumrestriktion und der Gabe eines Diuretikums. Mittel der ersten Wahl ist **Spironolacton.** Bei unzureichendem Therapieerfolg wird zusätzlich ein Schleifendiuretikum (z.B. Torasemid) verabreicht.
Es gibt Hinweise, dass der Zusatz von Clonidin zur Diuretikagabe das Ansprechen beschleunigen sowie den Diuretikabedarf und die Anzahl der Komplikationen senken kann.

Antwort 2

Die **chronische Hepatitis C** (HCV) wir durch eine Kombination von Interferon α und dem Nukleosidanalogon Ribavirin behandelt. Für HCV Genotyp 2 und 3 erstreckt sich die Therapie standardmäßig über 24 Wochen, bei Vorliegen von Genotyp 1 über 48 Wochen.

3 **Welchen Vorteil bietet pegyliertes Interferon-α (PEG-IFN-α) gegenüber normalem IFN-α?**

Gewusst? ☺ □ 😐 □ ☹ □

4 **Welche unerwünschten Wirkungen sind typisch für Interferon-α?**

Gewusst? ☺ □ 😐 □ ☹ □

Antwort 3

Die Eliminationshalbwertszeit von PEG-IFN-α (140–170 h) ist nahezu um den Faktor 10 größer als die von normalem IFN-α. PEG-IFN-α muss deshalb nur noch 1-mal/Woche subkutan injiziert werden, normales IFN-α 3-mal. PEG-IFN-α erreicht auch eine gleichmäßig hohe Wirkstoffkonzentration im Plasma. Dies ist wahrscheinlich die Vorrausetzung für ein verbessertes dauerhaftes Ansprechen auf die antivirale Therapie mit PEG-IFN-α im Vergleich zu normalem IFN-α.

Antwort 4

- grippeähnliche Symptome zu Beginn der Behandlung
- Thrombozytopenie und Leukopenie
- Alopezie
- Depressionen/emotionale Labilität
- Autoimmunerkrankungen (Hyper-/Hypothyreose).

5 **Welche unerwünschte Wirkung ist limitierend für die Therapie mit Ribavirin bei Patienten mit koronarer Herzkrankheit (KHK)?**

Gewusst? ☺ ☐ 😐 ☐ ☹ ☐

---

6 **Worüber müssen Sie junge Frauen vor Beginn der Therapie mit Interferon-α und Ribavirin aufklären?**

Gewusst? ☺ ☐ 😐 ☐ ☹ ☐

---

7 **Für welche Klasse von Arzneimitteln muss bei eingeschränkter Leberfunktion unbedingt eine Dosisanpassung erfolgen?**

Gewusst? ☺ ☐ 😐 ☐ ☹ ☐

Antwort 5

Ribavirin kann in Kombination mit Interferon-α bei 10–15% der Patienten eine Hämolyse auslösen und zu einer Abnahme des Hämoglobinspiegels unter 10 g/dl führen. Bei Vorliegen einer KHK muss Ribavirin zumindest zeitweilig abgesetzt werden, wenn der Hämoglobinspiegel unter 12 g/dl abfällt.

Antwort 6

Beide Substanzen sind während der Schwangerschaft kontraindiziert. Zu Beginn der Behandlung muss also eine Schwangerschaft ausgeschlossen werden und während der Behandlung eine sichere Verhütungsmethode verwendet werden.

Antwort 7

Für Opiatanalgetika (z. B. Pentazozin, Fentanyl, Pethidin) muss die Dosis angepasst werden.

11 Nephrologie und Urologie

1 **Nennen Sie therapeutische Ansätze zur Verzögerung des Fortschreitens einer chronischen Niereninsuffizienz ohne Nierenarterienstenose.**

Gewusst? ☺ ☐ 😐 ☐ ☹ ☐

---

2 **Welche Begleiterkrankungen müssen Sie bei der chronischen Niereninsuffizienz behandeln? Geben Sie auch Therapiemöglichkeiten an.**

Gewusst? ☺ ☐ 😐 ☐ ☹ ☐

---

3 **Was schließt die Behandlung der diabetischen Nephropathie mit ein?**

Gewusst? ☺ ☐ 😐 ☐ ☹ ☐

---

4 **Beschreiben Sie den Wirkmechanismus von Schleifendiuretika (Furosemid, Bumetanid, Torasemid).**

Gewusst? ☺ ☐ 😐 ☐ ☹ ☐

Antwort 1

- Blutdrucksenkung bei einer Proteinausscheidung von > 1 g/ 24 h mit ACE-Hemmern oder AT1-Blockern
- Betablocker bei Diabetes mellitus Typ 2
- Schleifendiuretika bei einer Kreatinin-Clearance < 35 ml/min.

Antwort 2

- renale Osteopathie (Hyperphosphatämie und Hypokalzämie durch Mangel an Calcitriol): Hyperphosphatämie: p.o.-Gabe von Kalziumkarbonat, Kalziumketoglutarat, Sevelamer Hydrochlorid. Hypokalzämie: Serumphosphat normalisieren und dann 1 g Kalzium p.o.,Vitamin-D-Mangel: Calcitriol.
- metabolische Azidose (mangelhafte Bikarbonat-Abgabe in der Niere): Natriumbikarbonat
- Anämie (mangelhafte Erythropoetin-Bildung): Erythropoetin-Gabe
- evtl. Hyperurikämie und Gicht: Allopurinol.

Antwort 3

Blutdrucksenkung mit Betablockern, Thiaziddiuretika, ACE-Hemmern (besonders bei Proteinurie), Schleifendiuretika bei einer GFR < 70 ml/min.

Antwort 4

Schleifendiuretika hemmen reversibel das Na^+-K^+-$2Cl^-$-Kotransportsystem im dicken aszendierenden Schenkel der Henle-Schleife. Dadurch wird die Fähigkeit der Niere zur Harnkonzentrierung reduziert.

5 **Beschreiben Sie den Wirkmechanismus von Thiaziddiuretika (Chlortalidon, Hydrochlorothiazid).**

Gewusst? ☺ ☐ 😐 ☐ ☹ ☐

---

6 **Können Sie eine Hypertonie bei einem Patienten mit beidseitiger Nierenarterienstenose mit ACE-Inhibitoren (z. B. Ramipril) behandeln?**

Gewusst? ☺ ☐ 😐 ☐ ☹ ☐

---

7 **Nennen Sie die Gruppe der am stärksten wirksamen Diuretika und einen Vertreter davon.**

Gewusst? ☺ ☐ 😐 ☐ ☹ ☐

---

8 **Welche Diuretika werden bevorzugt mit Thiaziddiuretika kombiniert und warum?**

Gewusst? ☺ ☐ 😐 ☐ ☹ ☐

Antwort 5

Thiazide hemmen im frühdistalen Tubulus ein Na^+-Cl^--Kotransportsystem.

Antwort 6

Nein, ACE-Inhibitoren sind bei Nierenarterienstenose kontraindiziert, da die betroffene Niere ihre glomeruläre Filtrationsrate über Angiotensin II aufrechterhält.

Antwort 7

Schleifendiuretika z.B. Furosemid können bei ausreichender Flüssigkeitszufuhr zu einem Harnfluss von etwa 35–45 l/d führen.

Antwort 8

Kalium-sparende Diuretika wie Amilorid wirken einer Hypokaliämie entgegen, die bei einer Therapie mit Thiaziddiuretika auftreten kann.

9 **Welches System wird bei einer Dauertherapie mit Thiaziddiuretika aktiviert?**

Gewusst? ☺ ☐ 😐 ☐ ☹ ☐

---

10 **Nennen Sie unerwünschte Wirkungen des Kalium-sparenden Diuretikums Spironolacton.**

Gewusst? ☺ ☐ 😐 ☐ ☹ ☐

---

11 **Ab welcher glomerulären Filtrationsrate (GFR) sind Thiaziddiuretika kontraindiziert?**

Gewusst? ☺ ☐ 😐 ☐ ☹ ☐

---

12 **Welche Pharmakotherapie kann bei der benignen Prostatahyperplasie sinnvoll sein?**

Gewusst? ☺ ☐ 😐 ☐ ☹ ☐

Antwort 9

Der Na^+-Verlust führt zur Aktivierung des Renin-Angiotensin-Aldosteron-Systems.

Antwort 10

Spironolacton ist hauptsächlich ein Aldosteron-R-Antagonist, interagiert aber auch mit Testosteron- und Progesteron-R. Daher kann es beim Mann zu Gynäkomastie und bei der Frau zu Menstruationsbeschwerden kommen.

Antwort 11

Thiaziddiuretika (z. B. Hydrochlorothiazid) sind bei einer GFR unter 30 ml/min kontraindiziert.

Antwort 12

α_1-**Adrenozeptor-Antagonisten** (z. B. Tamsulosin) erschlaffen Harnröhren- und Prostata-Muskulatur.
Der **5α-Reduktasehemmstoff Finasterid** hemmt die Umwandlung von Testosteron zu Dihydrotestosteron in der Prostata und reduziert so das Drüsenvolumen.

12 Endokrinologie und Stoffwechselstörungen

1 **Sie wollen eine Hyperthyreose mit Thyreostatika (z. B. Thiamazol) behandeln, die die Hormonsynthese (d. h. den Einbau von Jod in die Tyrosinreste von Thyreoglobulin) beeinträchtigen. Ab wann können Sie mit einer klinisch relevanten Wirkung rechnen?**

Gewusst? ☺ ☐ 😐 ☐ ☹ ☐

---

2 **Welche pharmakotherapeutischen Maßnahmen treffen Sie bei einer thyreotoxischen Krise?**

Gewusst? ☺ ☐ 😐 ☐ ☹ ☐

---

3 **Welche unerwünschten Wirkungen kann bei der Behandlung des M. Basedow mit Thioamiden auftreten?**

Gewusst? ☺ ☐ 😐 ☐ ☹ ☐

Antwort 1

Die gesunde Schilddrüse hat in ihren Follikeln den Hormonbedarf für etwa 1–4 Wochen gespeichert. Eine Hemmung der Hormonsynthese durch Thyreostatika führt daher erst nach diesem Zeitraum zu einer klinisch relevanten Wirkung.

Antwort 2

Es werden Glukokortikoide (Prednison 50 mg), Betablocker (Propranolol 40–120 mg) und ggf. Antiarrhythmika empfohlen. Zur thyreostatischen Therapie dann Thiamazol (40 mg i. v., alle 8 h).

Antwort 3

- Leukopenie, Agranulozytose (< 1 %)
- allergische Reaktionen
- Hypothyreose.

4 **Welche pharmakologische Maßnahme ist bei einem Prolaktinom sinnvoll?**

Gewusst? ☺ ☐ 😐 ☐ ☹ ☐

---

5 **Sie wollen eine seit mehreren Monaten durchgeführte Behandlung eines Patienten mit systemisch wirksamen Glukokortikoiden (z. B. mit Prednisolon) beenden. Wie gehen Sie vor?**

Gewusst? ☺ ☐ 😐 ☐ ☹ ☐

---

6 **Welche unerwünschten Nebenwirkungen sind bei einer Langzeittherapie mit Glukokortikoiden zu erwarten?**

Gewusst? ☺ ☐ 😐 ☐ ☹ ☐

Antwort 4

Dopamin-D2-Rezeptor-Agonisten (Bromocriptin, Lisurid) senken den Prolaktinspiegel, verringern die Tumorgröße und können ggf. eine chirurgische Intervention ersparen.

Antwort 5

Eine langfristige Behandlung mit **Glukokortikoiden** (z. B. mit Prednisolon) führt zu einer relativen Nebennierenrindeninsuffizienz, da Glukokortikoide die Ausschüttung von ACTH aus der Hypophyse hemmen. Es besteht die Gefahr einer absoluten Nebennierenrindeninsuffizienz. Ein Beenden der Behandlung mit Glukokortikoiden sollte daher durch allmähliche Reduzierung der Dosis über einen Zeitraum von mehreren Wochen durchgeführt werden.

Antwort 6

Die häufigste Nebenwirkung ist das **Cushing-Syndrom** mit Gewichtszunahme, Reaktivierung latenter Infektionen (Abszess), verlängerten Blutungszeiten, schlechter Wundheilung, Hypertonie, Osteoporose und psychischen Veränderungen.

7 **Nennen Sie mögliche Arzneistoffwechselwirkungen bei der Therapie mit Glukokortikoiden.**

Gewusst? ☺ ☐ 😐 ☐ ☹ ☐

---

8 **Kann man Sulfonylharnstoffe zur Behandlung des Diabetes mellitus Typ I verwenden?**

Gewusst? ☺ ☐ 😐 ☐ ☹ ☐

Antwort 7

- **NSAIDs:** erhöhte Blutungsgefahr im GI-Trakt, Unterstützung bestehender Ulzera
- **Antidiabetika:** Blutzuckersenkung vermindert
- **Enzyminduktoren** wie Rifampicin: Kortikoidwirkung vermindert.

Antwort 8

Nein, Voraussetzung für die therapeutische Wirkung von Sulfonylharnstoffen sind funktionsfähige Insulin-bildende β-Zellen im Pankreas. Beim Diabetes mellitus Typ 1 sind diese Zellen durch einen Autoimmunprozess zerstört.

9 **Welche Symptome zeigen eine Überdosierung mit Insulin an?**

Gewusst? ☺ ☐ 😐 ☐ ☹ ☐

---

10 **Erläutern Sie die Unterschiede zwischen Normal-Insulin und Insulin glargin.**

Gewusst? ☺ ☐ 😐 ☐ ☹ ☐

---

11 **Sollten Sie einen Diabetes mellitus Typ II bei einem alkoholabhängigen Patienten mit Metformin behandeln?**

Gewusst? ☺ ☐ 😐 ☐ ☹ ☐

Antwort 9

Die Symptome der **Hypoglykämie** beinhalten (aufgrund adrenerger Gegenregulation) Hungergefühl, Schweißausbruch, Tachykardie, Muskeltremor, Kopfschmerzen und im schweren Fall Bewusstseinsverlust.

Antwort 10

Die Wirkung von **Normal-Insulin** beginnt etwa nach 30 min und dauert 4–6 h.
Insulin glargin fällt im subkutanen Gewebe aus und wird sehr langsam resorbiert; seine Wirkung beginnt nach 3–4 h und dauert 20–40 h.

Antwort 11

Nein, Metformin ist bei Alkoholismus kontraindiziert, da das Risiko einer Laktatazidose erhöht ist.

12 **Welches Risiko tragen Frauen, die eine postmenopausale Hormonersatztherapie zur Osteoporoseprophylaxe durchführen?**

Gewusst? ☺ ☐ 😐 ☐ ☹ ☐

---

13 **Welche Inhaltsstoffe enthält die „Pille danach"? Wie wird sie angewendet?**

Gewusst? ☺ ☐ 😐 ☐ ☹ ☐

---

14 **Wie wirkt Mifepriston?**

Gewusst? ☺ ☐ 😐 ☐ ☹ ☐

Antwort 12

Mit zunehmender Dauer der Behandlung steigt das Risiko von Mamma-, Ovarial- und Endometriumkarzinomen signifikant an (Womens' Health Initiative Study).

Antwort 13

Die **„Pille danach"** enthält das hochdosierte Gestagen Levonorgestrel (LNG). In der Regel werden 2 × 750 µg LNG im Abstand von 12 h verabreicht. Die Einnahme soll spätestens 72 h nach ungeschütztem Verkehr erfolgen.

Antwort 14

Mifepriston (RU 486) ist ein Gestagen-R-Antagonist. Bis zur 7. Woche der Schwangerschaft verursacht Mifepriston zu 99 % einen Abort aufgrund der Ablösung der Gebärmutterschleimhaut.

15 Welche Pharmaka verschlechtern die kontrazeptive Wirkung von Estrogen-/Gestagenpräparaten?

Gewusst? ☺ ☐ 😐 ☐ ☹ ☐

---

16 Was verstehen Sie unter „Selektiven Estrogen-Rezeptor-Modulatoren" (SERM)? Nennen Sie eine Anwendung.

Gewusst? ☺ ☐ 😐 ☐ ☹ ☐

---

17 Welche Pharmakotherapie kann einen Gichtanfall begünstigen?

Gewusst? ☺ ☐ 😐 ☐ ☹ ☐

Antwort 15

Bestimmte Pharmaka z.B. Rifampicin oder Barbiturate beschleunigen über die Induktion mikrosomaler Leberenzyme (CYP) den Abbau der Steroidhormone und verringern so deren Wirksamkeit.

Antwort 16

„Selektive Estrogen-Rezeptor-Modulatoren" wie Tamoxifen oder Raloxifen sind sowohl Agonisten als auch Antagonisten für Estrogenwirkungen. Raloxifen wirkt Estrogen-agonistisch im Knochen, aber Estrogen-antagonistisch in Brust- und Gebärmutter. Es verspricht daher, das Brustkrebsrisiko zu vermindern, ohne eine Osteoporose zu fördern.

Antwort 17

Eine Tumortherapie mit **Zytostatika** erhöht aufgrund des Zelluntergangs die Purinkonzentration und somit den Harnsäurespiegel und begünstigt so einen Gichtanfall.

18 **Welche pharmakologischen Möglichkeiten gibt es, die Harnsäureausscheidung zu verbessern?**

Gewusst? ☺ ☐ 😐 ☐ ☹ ☐

---

19 **Erläutern Sie die lipidsenkende Wirkung von Ionenaustauscher-Harzen.**

Gewusst? ☺ ☐ 😐 ☐ ☹ ☐

---

20 **Welche Wirkungsweise haben Statine?**

Gewusst? ☺ ☐ 😐 ☐ ☹ ☐

---

21 **Wie kann man den „Flush" bei der Nikotinsäuretherapie vermeiden?**

Gewusst? ☺ ☐ 😐 ☐ ☹ ☐

Antwort 18

Allopurinol hemmt die Harnstoffsynthese; die Zwischenprodukte Xanthin und Hypoxanthin haben bessere Löslichkeitsprodukte.
Benzbromaron hemmt die renale Harnsäurerückresorption.

Antwort 19

Ionenaustauscherharze wie Colestipol werden nicht resorbiert und verhindern die Rückresorption von Gallensäuren. Die notwendige Nachsynthese der Gallensäure aus Cholesterin senkt dessen Serumkonzentration.

Antwort 20

Statine wie Lovastatin hemmen die Cholesterinbiosynthese durch die Interaktion mit der HMG-CoA-Reduktase. Der Cholesterinmangel führt zu einer gesteigerten Cholesterinaufnahme aus dem Serum und senkt so LDL-Cholesterin um bis zu 50 %. Zusätzlich wirken Statine antioxidativ und antithrombotisch.

Antwort 21

Nikotinsäure stimuliert über seinen Rezeptor eine periphere PG-Synthese, die zur Vasodilatation führt. Eine Vorbehandlung mit NSAIDs verhindert über die COX-Hemmung die „Flush"-Symptomatik.

13 Onkologie

1 **Was sind die möglichen Therapieziele einer Tumorchemotherapie?**

Gewusst? ☺ ☐ 😐 ☐ ☹ ☐

---

2 **Erläutern Sie das Prinzip des „Fractional cell kill".**

Gewusst? ☺ ☐ 😐 ☐ ☹ ☐

Antwort 1

4 mögliche Ziele der Pharmakotherapie:

- Heilung einer neoplastischen Erkrankung
- Verlängerung der Überlebenszeit
- Induktion von Tumorremissionen
- palliative Verbesserung der Symptome.

Vor Beginn sollte aufgrund der erheblichen Nebenwirkungen das Therapieziel definiert werden.

Antwort 2

Fractional cell kill:

- Jeder Chemotherapiezyklus führt zur Verminderung des gleichen prozentualen Zellanteils, z.B. immer 99 % der vorhandenen Tumorzellen (nicht einer absoluten Zellzahl).
- Eine erhöhte fraktionelle Abtötungsrate ist der Grund für die Polychemotherapie.
- Im freien Intervall zwischen den Zyklen nimmt die Tumorzellzahl wieder exponentiell zu.

3 **Nennen Sie häufige Nebenwirkungen von Zytostatika, die durch Schädigung schnell proliferierender normaler Zellen zustande kommen.**

Gewusst? ☺ ☐ 😐 ☐ ☹ ☐

---

4 **Nennen Sie mögliche Ursachen für einen Wirkungsverlust von Zytostatika.**

Gewusst? ☺ ☐ 😐 ☐ ☹ ☐

---

5 **Welches Pharmakon besitzt die stärkste emetogene Potenz unter den Zytostatika?**

Gewusst? ☺ ☐ 😐 ☐ ☹ ☐

Antwort 3

- Knochenmark: Myelosuppression (dosislimitierend!)
- GIT-Epithel: Mukositis, Übelkeit, Erbrechen (auch direkt Area postrema)
- Haarfollikel: Haarausfall
- Keimzellen: Sterilität.

Antwort 4

- vermehrte Expression des P-Glykoproteins, das vom mdr-Gen („Multi drug resistance“) kodiert wird. Das P-Glykoprotein kann eine Vielzahl von Zytostatika (z. B. Doxorubicin, Vinblastin, Dactinomycin) vor Wirkbeginn wieder aus der Zelle ausschleusen.
- Hemmung der zellulären Aufnahme (Methotrexat wird über den Folsäuretransporter aufgenommen.)
- verminderte Aktivierung des Zytostatikums (Antimetabolite)
- verstärkte DNA-Reparatur
- leider etc., etc., etc.

Antwort 5

Cisplatin wirkt wenig myelosuppressiv löst aber massiv Übelkeit und Erbrechen aus. Cisplatin hat die Therapie der Hodentumoren revolutioniert: „Hodentumoren schmelzen wie Butter an der Sonne unter Cisplatin.“

6 Nennen Sie die wichtigsten alkylierenden Substanzen und stellen Sie die Pharmakologie der Alkylantien in der Tumorchemotherapie dar.

Gewusst? ☺ ☐ 😐 ☐ ☹ ☐

Antwort 6

Die wichtigsten **alkylierenden Substanzen** sind Stickstoff-Lost-Verbindungen: z. B. Cyclophosphamid, das zu Phosphorsäureamidlost (dem zytostatischen Metaboliten) und Acrolein (verursacht Blasenschäden; Prophylaxe: Mesna) metabolisiert wird. Die Myelosuppression durch Cyclophosphamid betrifft vorrangig die Lymphozyten (Anwendung auch als Immunsuppressivum).

Pharmakologie der Alkylantien:

- Alkylierende Substanzen tragen Alkyl-Gruppen, die kovalente Bindungen mit Zellbestandteilen bilden können. Ein Carboniumion ist das reaktive Intermediärprodukt.
- Die meisten Alkylantien haben 2 Alkyl-Gruppen und „crosslinken" zwei N7-Stickstoffe in Guaninbasen der DNA. Dies führt zu fehlerhafter Replikation (Exzision Guanin führt zu Kettenbruch.
- Sie wirken hauptsächlich während der DNA-Synthese. Der DNA-Schaden löst Apoptose aus.

7 Diskutieren Sie die Pharmakologie der Antimetaboliten (Folsäure-Antagonisten, Pyrimidin-Analoga, Purin-Analoga) in der Tumorchemotherapie.

Gewusst? ☺ ☐ 😐 ☐ ☹ ☐

Antwort 7

Antimetaboliten blockieren oder unterdrücken Stoffwechselwege, die für die DNA-Biosynthese wichtig sind.
Folsäure-Antagonisten: Methotrexat inhibiert die Dihydrofolat-Reduktase und so die Bildung von Tetrahydrofolsäure. Der Haupteffekt ist eine gestörte Thymidilatsynthese. Methotrexat wird vom Folat-carrier-Protein in die Zelle aufgenommen und wie Folsäure, in die Polyglutamatform überführt. Gesunde Zellen können während einer Methotrexat-Therapie mit Folinsäure gerettet werden. NW: Knochenmark, Niere.
Pyrimidin-Analoga: 5-Fluorouracil wird in ein fehlerhaftes Nukleotid umgewandelt und hemmt die Thymidilatsynthase. Es wird gerne zur Therapie solider Tumoren (Kolon, Mamma) verwendet. Wichtig: DPYD (Dihydropyrimidin-Dehydrogenase) ist ein wichtiges Enzym für den Abbau von 5-Fluoruracil (5-FU). Bei etwa 3–5% aller mit 5-FU behandelten Patienten kommt es zu toxischen Nebenwirkungen (Kardiotoxizität, neurologische Störungen, Mukositis), Ursache dafür ist eine erniedrigte Aktivität der DPYD.
Purin-Analoga: 6-Mercaptopurin wird in ein fehlerhaftes Nukleotid umgewandelt; der Xanthinoxidase-Hemmstoff Allopurinol hemmt die Metabolisierung von 6-M. Daher muss die 6-M-Dosis unter Allopurinolgabe reduziert werden.

8 **Welche Nebenwirkungen erwarten Sie bei der Therapie eines Morbus Hodgkin mit dem BEACOPP-Schema?**

Gewusst? ☺ ☐ 😐 ☐ ☹ ☐

---

9 **Erläutern Sie den Wirkmechanismus der Vinca-Alkaloide.**

Gewusst? ☺ ☐ 😐 ☐ ☹ ☐

---

10 **Diskutieren Sie die Anwendung von Hormonen und Hormonantagonisten in der Tumorchemotherapie.**

Gewusst? ☺ ☐ 😐 ☐ ☹ ☐

Antwort 8

BEACOPP-Schema: Bleomycin, Etoposid, Doxorubicin, Cyclophosphamid, Vincristin, Procarbazin, Prednison.
Besonders ist zu rechnen mit folgenden **UAW:**
- Myelosuppression (G-CSF, EK, TK)
- Kardiotoxizität (Vorsicht bei kardialen Vorerkrankungen, keine Bolusgaben)
- Hyperurikäme (Trinken, Urikostatika)
- Zystitis.

Antwort 9

Vincristin (aus Immergrün) stoppt die Mitose in der Metaphase durch Bindung an Tubulin. Es ist relativ ungiftig, kann aber neurotoxisch wirken (Parästhesien).
Die **Taxane Paclitaxel** und **Docelatel** (aus der kalifornischen Eibe) stabilisieren Mikrotubuli im polymerisierten Zustand, hemmen also auch die Mitose. Sie wirken ziemlich toxisch (Knochenmark, Neuro) und führen häufig zu Allergien (→ Vorbehandlung mit Antihistaminika, Kortikosteroide).

Antwort 10

Hormone und ihre Antagonisten werden zur **Therapie hormonsensitiver Tumoren** genutzt:
- Tamoxifen („SERM“) bei Estrogen-rezeptorpositivem Brustkrebs (Metastasen!)
- Antiandrogene bei Prostatakarzinom
- Glukokortikoide bei Leukämien und Lymphomen (verminderte Il-2-Synthese → verminderte klonale Proliferation von T-Zellen).

11 **Welche Rezeptortyrosinkinase ist das Target des in der Therapie von Mammakarzinomen verwendeten monoklonalen Antikörpers Trastuzumab?**

Gewusst? ☺ ☐ 😐 ☐ ☹ ☐

---

12 **Diskutieren Sie die Pharmakologie von Imatinib.**

Gewusst? ☺ ☐ 😐 ☐ ☹ ☐

---

13 **Wie therapieren Sie die Emesis unter Tumorchemotherapie? Wie die Myelosuppression?**

Gewusst? ☺ ☐ 😐 ☐ ☹ ☐

Antwort 11

Target ist **HER2,** ein Rezeptor der Epithelial-growth-factor-Familie, der in 30 % der Mammakarzinome überexprimiert ist.

Antwort 12

Imatinib ist ein Hemmstoff der Proteinkinase ABL, die als BCR-ABL-Fusionsprotein bei der Pathogenese der CML eine Rolle spielt. Imatinib blockiert die ATP-Bindung in der katalytischen Domäne der Kinase, was die Proliferation hemmt.

Antwort 13

Therapie der Emesis durch:
- Die stärkste antiemetische Wirksamkeit haben Serotoninantagonisten (5-HT3-Rezeptorantagonisten: Ondansetron, Tropisetron, Granisetron und Dolasetron). UAW sind Kopfschmerzen (6–40 %) und Obstipation (3–11 %), in hoher Dosis Darmatonie (!), Flush und Transaminasenanstieg.
- NK1-Rezeptor-Antagonisten (Aprepitant)
- Dopaminantagonisten (Metoclopramid [MCP], Alizaprid)
- Kortikosteroide (Dexamethason, Prednisolon).

Therapie der Myelosupression durch:
- G-CSF, GM-CSF
- Erythrozytenkonzentrate
- Thrombozytenkonzentrate.

14 Infektiologie

1 **Erläutern Sie das allgemeine Grundprinzip der Chemotherapie von Infektionskrankheiten.**

Gewusst? ☺ □ 😐 □ ☹ □

---

2 **Welche Arten von Penicillinen kennen Sie? Erläutern Sie die Einteilung und beschreiben Sie den Wirkmechanismus der Penicilline.**

Gewusst? ☺ □ 😐 □ ☹ □

Antwort 1

Um effektiv zu therapieren, müssen **Chemotherapeutika** auf pathogene Mikroorganismen toxisch wirken und dabei den Wirt (den Patienten!) nicht oder möglichst wenig schädigen. Die **selektive Toxizität** beruht auf durch Pharmaka nutzbaren biochemischen Unterschieden zwischen dem pathogenen Agens (z. B. Bakterium) und dem Wirt.

Antwort 2

Einteilung der Penicilline

Penicillin	Wirkspektrum	Applikation
Penicillin G	Gegen grampositive Stäbchen und Kokken, gramnegative Kokken und Spirochäten	Nicht säurestabil, d. h. keine orale Gabe
Penicillin V	Wie Penicillin G	Oral applizierbar
Isoxazolylpenicilline (z. B. Oxacillin)	Gegen penicillinasebildende Staphylokokken („Staphylokokkenpenicilline"), unwirksam bei gramnegativen Erregern	Orale Gabe möglich
Aminopenicilline (z. B. Ampicillin)	Breitspektrumpenicilline: wirksam gegen gramnegative Bakterien	Oral applizierbar, da säurestabil
Acylaminopenicilline (z. B. Piperacillin)	Gegen gramnegative Problemkeime, z. B. Pseudomonas	Nur i. v. applizierbar, da nicht säurestabil

Angriffsorte der Penicilline sind die bakteriellen Mureinsynthetasen der Zellwand. Nach Anlagerung des β-Lactam-Antibiotikums erfolgt die Acylierung des Enzyms. Folgen sind die irreversible Hemmung der Transpeptidase, die Zellwandschädigung und die bakterizide Wirkung.

3 **Erläutern Sie den jeweiligen Wirkmechanismus von Doxycyclin, Gentamycin, Chloramphenicol, Linezolid und Erythromycin anhand der Angriffspunkte der Antibiotika in der bakteriellen Proteinbiosynthese.**

Gewusst? ☺ ☐ 😐 ☐ ☹ ☐

Antwort 3

- **Doxycyclin** (Gruppe: Tetrazykline): Interferenz mit der Bindung von Aminoacyl-t-RNA an der Akzeptorseite der Ribosomen. Binden sehr fest an der Interphase zwischen großer und kleiner Untereinheit der 70S-Ribosomen.
- **Gentamycin** (Gruppe: Aminoglykoside): Aminoglykosidmoleküle binden an die 30S-Untereinheit der Ribosomen und verursachen Fehlsteuerungen („Misreading“) der Proteinbiosynthese.
- **Chloramphenicol:** Hemmung der Transpeptidierung beim Aufbau der bakteriellen Proteine. Bindet an die 50S-Untereinheit der Ribosomen.
- **Linezolid** (Gruppe: Oxazolidinone): verhindert die Bildung eines funktionstüchtigen Initiationskomplexes und greift so bei einem frühen Schritt der Proteinbiosynthese an.
- **Erythromycin** (Gruppe: Makrolide): Makrolide setzen an den 50S-Untereinheiten der bakteriellen 70S-Ribosomen an: Sie behindern die Proteinbiosynthese während der Elongationsphase der Polypeptidkette am Ribosom, indem sie die Translokation der Peptidyl-t-RNA von der Akzeptorstelle zur Donorstelle blockieren.

4 **Welche Antibiotika dürfen im Kindesalter nicht angewendet werden und warum ist das so?**

Gewusst? ☺ ☐ 😐 ☐ ☹ ☐

---

5 **Aminoglykosidantibiotika besitzen nur eine geringe therapeutische Breite und erfordern daher strenge Indikationsstellung. Nennen Sie häufige unerwünschte Arzneimittelwirkungen der Aminoglykoside.**

Gewusst? ☺ ☐ 😐 ☐ ☹ ☐

Antwort 4

- Chloramphenicol: Grey-Syndrom
- Sulfonamide: Kernikterus
- Fluorochinolone: Knorpelschädigung
- Tetrazykline: Wachstumsretardierung, Gelbfärbung und Kariesanfälligkeit der Zähne.

Antwort 5

- **Nephrotoxizität:** reversible Nierenfunktionseinschränkung durch Akkumulation in den proximalen Tubuluszellen. **Cave:** verlangsamte Aminoglykosidausscheidung durch Nierenschädigung!
- **Ototoxizität:** Gleichgewichtsstörungen und Hörverlust durch irreversiblen Verlust der Haarzellen (HNO-Konsil therapiebegeleitend obligat!)
- **neuromuskuläre Blockaden**
- **allergische Reaktionen.**

6 **Nennen Sie unerwünschte Arzneiwirkungen, Wechselwirkungen und Kontraindikationen von Rifampicin.**

Gewusst? ☺ ☐ 😐 ☐ ☹ ☐

---

7 **Nennen Sie die Antituberkulotika 1. Wahl und die Reservemittel.**

Gewusst? ☺ ☐ 😐 ☐ ☹ ☐

Antwort 6

- **UAW:** GIT-Störungen (10 %), hepatische Wirkungen (bis 20 %) Transaminase-Erhöhung, selten Hepatitis; orange-rote Verfärbung von Urin und Schweiß; Allergien; Blutbildstörungen; Hypermenorrhö
- **WW:** ausgeprägte Induktion von CYP 3A4, CYP 2C9 und CYP 2C19 → Störung des Stoffwechsels multipler Medikamente
- **KI:** schwere Leberfunktionsstörungen.

Antwort 7

Antituberkulotika 1. Wahl:
- Isoniazid (INH)
- Rifampicin (RMP)
- Ethambutol (EMB)
- Streptomycin (SM)
- Pyrazinamid (PZA).

Reservemittel (Antituberkulotika 2. Wahl):
- Protionamid (PTH)
- Terizidon
- Dapson (DDS)
- Paraaminosalicylsäure (PAS).

8 **Sie diagnostizieren eine ambulant erworbene Pneumonie durch Pneumokokken. Was ist das Mittel der Wahl? An welche UAW müssen Sie denken?**

Gewusst? ☺ ☐ 😐 ☐ ☹ ☐

---

9 **Sie therapieren einen 20-jährigen Mukoviszidose-Patienten mit purulentem Auswurf, Fieber bis 39 °C und vermehrter Atemnot. Die bakteriologische Analyse des Sputums ergibt Pseudomonas aeruginosa. Welche Möglichkeiten stehen Ihnen zur antibiotischen Therapie zur Verfügung?**

Gewusst? ☺ ☐ 😐 ☐ ☹ ☐

Antwort 8

Penicillin G: Penicillin G (Benzylpenicillin) gilt nach wie vor als Mittel der Wahl bei Infektionen durch empfindliche Erreger (z. B. grampositive Streptokokken und Pneumokokken). In Deutschland ist die Häufigkeit von penicillinresistenten Pneumokokken ca. 1 %, dagegen sind z. B. 10 % der Pneumokokken erythromycinresistent.

UAW:

- β-Laktam-Antibiotika besitzen eine große therapeutische Breite. i. v. sind bis zu 20 g/d (sic!) beim Erwachsenen ohne toxische Wirkungen.
- GI-Trakt: Änderung der Darmflora, Übelkeit und Durchfälle
- Allergie: bis zu 10 % der Behandelten, schwere Verläufe möglich; Kreuzallergie mit Cephalosporinen möglich.

Antwort 9

Akute Infektexazerbationen bei Mukoviszidose erfordern (Resistenzen!) meist die Kombination verschiedener Antibiotika. In Frage kommen:

- Aminoglykoside (v. a. Tobramycin bei Pseudomonas)
- Gyrasehemmer
- Pseudomonas-wirksame Penicilline (Piperacillin)
- Carbapeneme (Imipenem)
- Monobactame (Aztreonam)
- bestimmte Cephalosporine (Ceftazidim).

10 **Welche Antibiotika eignen sich zur Therapie einer unkompliziertzen Zystitis bei einer 23-jährigen, nicht-schwangeren Frau und welche Wirkmechanismen und UAW haben diese Antibiotika?**

Gewusst? ☺ ☐ 😐 ☐ ☹ ☐

---

11 **In welchen Fällen sind Antibiotika bei bakteriell verursachten Durchfällen indiziert? Nennen Sie Beispiele für Erreger und geeignete Pharmaka.**

Gewusst? ☺ ☐ 😐 ☐ ☹ ☐

Antwort 10

Die **Therapie** der akuten unkomplizierten Zystitis kann empirisch erfolgen. Geeignet sind: Co-trimoxazol oder Ofloxacin über 3 Tage.

Antibiotikatherapie der akuten Zystitis

Antibiotikum	Wirkmechanismus	UAW
Co-trimoxazol: Kombination aus dem Sulfonamid Sulfamethoxazol und dem Dihydrofolat-Reduktase-Hemmer Trimethoprim	Hemmt durch die beiden Wirkstoffe die Synthese von Tetrahydrofolsäure (TH4) (auch im Wirt, aber Menschen nehmen Folsäure mit der Nahrung zu sich!) und die Verwendung von TH4 zur DNA-Synthese	GIT-Störungen, Phototoxizität, Hämatotoxizität, Neurotoxizität
Ofloxacin	Hemmt die bakterielle Gyrase	GIT-Störungen, Phototoxizität, Tendopathien, Neurotoxizität (20 % der Patienten)

Antwort 11

Der Einsatz von Antibiotika ist auf schwere infektiöse Diarrhöen zu beschränken, z.B:

- Clostridium difficile („pseudomembranöse Kolitis“, Vancomycin)
- Salmonella enterica (Ciprofloxacin)
- Shigella spp. („Ruhr“, Ampicillin).

12 **Erläutern Sie die Therapie der Lyme-Borreliose im Stadium I mit Erythema migrans. Wie ist die prophylaktische Antibiotikabehandlung nach Zeckenbiss zu beurteilen? Welche Tetrazykline werden auch bei anderen Erkrankungen eingesetzt?**

Gewusst? ☺ ☐ 😐 ☐ ☹ ☐

Antwort 12

Therapie der Lyme-Borreliose im Stadium I (1–3 Wochen nach Zeckenbiss): Typische Symptome sind das Erythema migrans und die Lymphadenosis benigna cutis. Therapie erfolgt mit Doxycyclin p.o.

Eine **Antibiotikaprophylaxe** nach Zeckenbiss wird nicht empfohlen. Zum einen wird ein Zeckenbiss vielfach nicht bemerkt oder der Betroffene geht nach Entfernung des Parasiten nicht zum Arzt. Zudem wäre eine saisonale Dauerprophylaxe bei exponierten Berufsgruppen nötig, und am wichtigsten, der Nutzen ist nicht durch Studien belegt. Erwogen werden sollte eine prophylaktische Antibiotikagabe dagegen nach Zeckenbiss in der Schwangerschaft und bei Patienten, die nach Zeckenbiss grippeähnliche Symptome entwickeln (FSME als Ausschlussdiagnose!).

Tetrazykline (z. B. Doxycyclin) sind wirksam v. a. gegen Mycoplasma pneumoniae (Pneumonie), Chlamydien (Konjunktivitis), Brucellen (Brucellose), Rickettsien (Fleckfieber) und gegen Propionibacterium acnes (Akne).

13 **Ein Patient, der in ein Malariagebiet reist, will Notfall-Selbstmedikation durchführen. Was empfehlen Sie? Was versteht man unter einer „Stand-by-Therapie" bei Malaria? Wo erhalte ich aktuelle Informationen zur Malariaprophylaxe?**

Gewusst? ☺ ☐ 😐 ☐ ☹ ☐

---

14 **Nennen Sie Mittel zur Behandlung der Malaria und deren Wirkort.**

Gewusst? ☺ ☐ 😐 ☐ ☹ ☐

Antwort 13

Eine **Malariabehandlung** sollte möglichst immer durch ärztliches Fachpersonal erfolgen, da schwerwiegende dosisabhängige UAW auftreten oder auch Resistenzen des Erregers gegen die Medikamente bestehen können.
Die Mitnahme von Medikamenten zur notfallmäßigen Selbstbehandlung **(Stand-by-Therapie)** bei Malariaverdacht wird nur in Gebieten mit relativ geringem Malariarisiko empfohlen. In diesen Gebieten wird das Risiko von UAW durch eine vorbeugende (statt notfallmäßige) Einnahme höher eingeschätzt als das Risiko, an einer Malaria zu erkranken. Pharmaka zur Stand-by-Therapie: Artemeter/Lumefantrin, Atovaquon/Proguanil, Chloroquin, Mefloquin.
Aktuelle **Informationen zur Malariaprophylaxe** erhält man bei www.dtg.mwn.de.

Antwort 14

- **gametozides Malariamittel** (z.B. Pyrimethamin, Primaquin): blockiert die geschlechtlichen Formen von Plasmodium falciparum
- **blutschizontozides Malariamittel** (z.B. Chloroquin, Mefloquin, Chinin, Artemether, Lumefantrin): stoppt die Schizogonie in den Erythrozyten
- **gewebeschizontozides Malariamittel** (z.B. Pyrimethamin, Primaquin, Proguanil, Atovaquon)
- **hypnozoitozides Malariamittel** (z.B. Primaquin): tötet die Ruheformen von Plasmodium ovale und vivax in der Leber ab.

15 **Erläutern Sie die Pharmakologie von Chinin.**

Gewusst? ☺ □ 😐 □ ☹ □

---

16 **Erläutern Sie den antihelmintischen Wirkmechanismus von Praziquantel.**

Gewusst? ☺ □ 😐 □ ☹ □

Antwort 15

Chinin wird bei der Malariatherapie eingesetzt. Es ist ein Hemmstoff der Hämpolymerase der Malariaplasmodien und wird aus Chinarinde (Bäume der Gattung Cinchona) hergestellt. Es führt zu relativ vielen unerwünschten Wirkungen und wird heute nur noch zur Therapie bei schweren Formen der Malaria eingesetzt. Es wird gut resorbiert, die HWZ liegt bei 11 h.

Unerwünschte Wirkungen:
- GI-Störungen
- Hypoglykämie
- neurotoxische Effekte: Hör- und Sehstörungen
- Herzrhythmusstörungen (QT-Verlängerung)
- Leberzellschädigung
- Atemdepression
- hämatologische Störungen (Schwarzwasserfieber).

Antwort 16

Praziquantel schädigt das Tegument der Würmer in der Sprossungszone.
Außerdem erhöht Praziquantel die Kalziumpermeabilität. Dies führt zur spastischen Paralyse der Würmer. Die Würmer verlieren ihren Halt und werden ausgeschieden.

17 **Erläutern Sie den Wirkmechanismus und das Wirkspektrum des Antimykotikums Amphotericin B.**

Gewusst? ☺ ☐ 😐 ☐ ☹ ☐

---

18 **Ein Patient unter Langzeittherapie mit einem Antimykotikum entwickelt eine Gynäkomastie. Um welches Antimykotikum handelt es sich?**

Gewusst? ☺ ☐ 😐 ☐ ☹ ☐

Antwort 17

Die **antimykotische Wirkung** von Amphotericin B (AmB) beruht auf der hydrophoben Anlagerung seiner Moleküle an das Ergosterin der Pilz-Zellmembranen. Die Einlagerung der AmB-Moleküle führt zur Bildung von Poren in der Pilzzellmembran. Folge: fungistatische bis fungizide Wirkung.
Alle **Erreger tiefer Organmykosen** sind AmB-sensitiv (z. B. Candida spp., Torulopsis spp., Aspergillus fumigatus).

Antwort 18

Azolantimykotika (z. B. Ketoconazol) können durch Interaktion mit CYP450-Enzymen des Patienten zu endokrinen Störungen der Steroidsynthese führen (Gynäkomastie, Oligospermie, Menstruationsstörungen).

19 **Warum bezeichnet man das Virostatikum Aciclovir als Prodrug?**

Gewusst? ☺ ☐ 😐 ☐ ☹ ☐

---

20 **Nennen Sie die therapeutischen Angriffspunkte der antiretroviralen Pharmaka.**

Gewusst? ☺ ☐ 😐 ☐ ☹ ☐

Antwort 19

Um virostatisch wirken zu können, muss **Aciclovir** von der viruskodierten Thymidilatkinase (spezifisch in infizierten Zellen) zuerst in die Monophosphatform überführt werden. Wirtseigene Enzyme phosphorylieren diese dann weiter zur Triphosphatform, was zur antiviralen Wirksamkeit führt.

Antwort 20

- **Fusionsinhibitoren: hemmen die Fusion von Virus und Zelle; Leitsubstanz ist Enfuvirtid**
- **reverse-Transkriptase-Hemmer:** die retrovirale RNA muss durch die RNA-abhängige DNA-Polymerase („reverse Transkriptase“) in komplementäre DNA überführt werden. Es gibt zwei unterschiedliche Klassen von reverse Transkriptase-Hemmern: nukleosidische Inhibitoren, Leitsubstanz: Zidovudin (AZT) und nicht-nukleosidische Inhibitoren, Leitsubstanz: Efavirenz.
- **Integrasehemmstoffe:** hemmen Virusintegrase; sind noch in der Entwicklung
- **Proteaseinhibitoren:** Polypeptide unreifer Virionen müssen gespalten werden, bevor sie aus der Wirtszelle freigesetzt werden können. Durch Hemmung der dafür notwendigen viralen Protease kann die Reifung der HI-Viren gestoppt werden. Leitsubstanz ist Saquinavir.

21 **Was versteht man unter HAART?**

Gewusst? ☺ ☐ 😐 ☐ ☹ ☐

---

22 **Bei einer HAART sind die therapeutischen Hauptprobleme Resistenzentwicklung der HI-Viren und die UAW der Medikamente. Diskutieren Sie die Kombination aus zwei Nukleosidanaloga (z. B. Zidovudin + Lamivudin) zusammen mit Indinavir unter diesem Gesichtspunkt.**

Gewusst? ☺ ☐ 😐 ☐ ☹ ☐

Antwort 21

HAART (Highly active antiretroviral therapy) ist die Kombinationstherapie von HIV.
Initial gibt man z. B. eine Kombination aus 2 Nukleosidanaloga (z. B. Zidovudin + Lamivudin) zusammen mit Indinavir oder einem/mehreren anderen Proteaseinhibitoren.
Der Sinn liegt in der Vermeidung schneller Resistenzentwicklung und Prognoseverbesserung.

Antwort 22

- **Zidovudin:** Es hemmt nur die neu in eine Wirtszelle penetrierten HI-Viren, nicht die ins Genom integrierten. Nach etwa 6 Monaten kommt es meist zur Resistenzentwicklung der HI-Viren. Deshalb sollte es nur in Kombination mit anderen Chemotherapeutika eingesetzt werden. **UAW** sind hämatotoxische Wirkung (Anämie und Neutropenie, schon nach wenigen Wochen Therapie); neurotoxische Wirkungen (Kopfschmerzen, 50 % der Patienten), Myopathien, GIT-Störungen, Ausschläge und Fieber.
- **Lamivudin:** HI-Viren werden bei einer Monotherapie rasch resistent; diese Resistenzentwicklung lässt sich durch die Kombination mit Ziduvodin hinauszögern. Synergistische Wirkung! Ziduvodin ist gut verträglich. In Kombination mit Ziduvodin gibt es nicht mehr UAW als unter Ziduvodin-Monotherapie.
- **Indinavir:** die Kombination von Proteaseinhibitoren mit reverse-Transkriptase-Hemmern wirkt deutlich lebensverlängernd. **UAW** sind Nephrolitiasis, GIT-Störungen, neurologische Beschwerden, Lipidstoffwechselstörungen (Cholesterin- und Triglyzeriderhöhungen).

23 **Bei der Kombination von Proteaseinhibitoren zur antiretroviralen Therapie kann man einen pharmakokinetischen „Trick" anwenden, die sogenannte Ritonavir-Boosterung. Was versteht man darunter?**

Gewusst? ☺ ☐ 😐 ☐ ☹ ☐

---

24 **Welche Pharmakotherapie würden Sie zur Prophylaxe und Behandlung der Pneumocystis-carinii-Pneumonie beim HIV-positiven Patienten vorschlagen?**

Gewusst? ☺ ☐ 😐 ☐ ☹ ☐

Antwort 23

Die bei den meisten Proteaseinhibitoren ungünstige Pharmakokinetik, die eine große Zahl von Tabletten in engen Zeitintervallen erforderlich macht, wird durch die heute übliche **Proteaseinhibitor-Boosterung** mit Ritonavir in der Regel aufgehoben.
Die Hemmung des Cytochrom-p450-Isoenzyms 3A4 (CYP3A4) (durch Gabe einer niedrigen Dosis Ritonavir, sog. Boosterung) verbessert die Pharmakokinetik der meisten Proteaseinhibitoren eindeutig und macht eine zweimal tägliche oder gar einmal tägliche Therapie möglich.
Sinnvolle Kombinationen sind z. B. Sequinavir und Ritonavir.

Antwort 24

Pneumocystis-carinii-Infektionen sind die häufigsten opportunischten Infektionen bei AIDS.

- Eine Primär- oder Rezidivprohylaxe kann mit Pentamidin-Aerosolen erfolgen. Pentamidin ist ein Hemmer der mitochondrialen Topoisomerase-2. Es führt zu häufigen, schweren und vielfältigen UAW (z.B. Nierenfunktionsstörungen, Abszesse bei i.m.-Gabe, Anaphylaxie: Herzrhythmusstörungen).
- Antibiotikatherapie der Pneumonie: Co-trimoxazol oder Pentamidin i. v. (UAW!)
- supportiv bei respiratorischer Insuffizienz Prednison p.o.

25 **Welche antiviralen Pharmaka eignen sich zur Therapie von Influenzainfektionen? Diskutieren Sie Wirkmechanismus, Indikation und UAW der Substanzen.**

Gewusst? ☺ ☐ 😐 ☐ ☹ ☐

---

26 **Welche antiviralen Pharmaka eignen sich zur Therapie von CMV-Virusinfektionen?**

Gewusst? ☺ ☐ 😐 ☐ ☹ ☐

Antwort 25

Amantadin:

- verhindert die Biosynthese von Influenza-A-Viren durch Hemmung des Uncoating (Freisetzung des Virusgenoms in die Wirtszelle).
- verhindert prophylaktisch verabreicht bis zu 90 % der Influenza-A-Infektionen. Therapeutisch muss es bis 48 h nach Krankheitsbeginn gegeben werden.
- UAW sind GIT-Störungen, neurologische Störungen und die Verstärkung der anticholinergen Wirkung anderer Medikamente.

Neuraminidaseinhibitoren (Zanamivir, Oseltamivir):

- Die virale Neuraminidase ist für die Freisetzung von Viruspartikeln aus infizierten Zellen bedeutsam.
- Durch Gabe innerhalb von 48 h nach Auftreten der Symptome kann der Erkrankungsverlauf bei Influenza A und B um 1–2 Tage verkürzt werden.
- Zanamivir wird per inhalationem, Oseltamivir als Prodrug per os verabreicht.

Antwort 26

- Ganciclovir
- Valganciclovir
- Cidofovir
- Foscarnet.

15 Orthopädie

1 **Wie können Sie bei einer langfristigen Therapie mit Glukokortikoiden einer Osteoporose vorbeugen?**

Gewusst? ☺ ☐ 😐 ☐ ☹ ☐

---

2 **Erläutern Sie den Wirkmechanismus von Etidronsäure.**

Gewusst? ☺ ☐ 😐 ☐ ☹ ☐

Antwort 1

Zur **Osteoporose-Prophylaxe** können zusätzlich Ca^{2+} (1–1,5 g/d) und Vitamin D3 (400–1000 E/d) verabreicht werden. Als nächste Stufe kann ein Bisphosphonat (z. B. Alendronat) verabreicht werden.

Antwort 2

Etidronsäure ist ein Biphosphonat. Biphosphonate binden an Hydroxyapatit des Knochens. Beim Knochenabbau werden die Substanzen von den Osteoklasten aufgenommen und wirken hier zytotoxisch. Da die Knochenneubildung unbeeinflusst bleibt, kommt es netto zum Knochenaufbau.

3 **Nennen Sie mindestens 2 Biologicals, die bei einer Glukokortikoid-resistenten rheumatoiden Arthritis eingesetzt werden können.**

Gewusst? ☺ ☐ 😐 ☐ ☹ ☐

---

4 **Welche Nebenwirkungen können unter der Therapie mit Biologicals, die bei rheumatoider Arthritis eingesetzt werden (z. B. Infliximab) auftreten und warum?**

Gewusst? ☺ ☐ 😐 ☐ ☹ ☐

---

5 **Nennen Sie eine Kontraindikation für Methotrexat und Leflunomid.**

Gewusst? ☺ ☐ 😐 ☐ ☹ ☐

Antwort 3

- **Infliximab:** chimärer Antikörper gegen TNF-α
- **Adalimumab:** humaner Antikörper gegen TNF-α
- **Anakinra:** Interleukin-1-Rezeptor-Antagonist.

Antwort 4

Diese **Biologicals** sind sehr starke Immunmodulatoren. Dadurch steigt das Infektionsrisiko. Infliximab kann z. B. eine latente Tuberkulose aktivieren.

Antwort 5

Methotrexat und **Leflunomid** sind teratogen. Bei Patientinnen im gebärfähigen Alter sollte während und bis 6 Monate nach Therapieende eine sichere Kontrazeption durchgeführt werden.

16 Neurologie

1 **Nennen Sie 4 wichtige zur Behandlung des Morbus Parkinson eingesetzte Einzelsubstanzen bzw. Substanzklassen.**

Gewusst? ☺ ☐ 😐 ☐ ☹ ☐

---

2 **Nennen Sie neuere nicht-ergoline Dopaminrezeptor-Agonisten und ihre wichtigsten Vorteile gegenüber ergolinen Dopaminrezeptor-Agonisten.**

Gewusst? ☺ ☐ 😐 ☐ ☹ ☐

Antwort 1

- L-DOPA
- Dopaminrezeptor-Agonisten (z.B. Ropinirol)
- COMT-Antagonisten (z.B. Entacapon)
- MAO-B-Hemmer (z.B. Selegilin).

Antwort 2

Ropinirol (Reqip®), Pramipexol (Sifrol®), Rotigotin (Neupro®), Piribedil (Clarium®).
Nicht-ergoline Dopaminrezeptor-Agonisten induzieren keine viszeralen bzw. retroperitonealen Fibrosen.

3 **Mit welchen Substanzen muss L-DOPA bei der Behandlung des Morbus Parkinson unbedingt kombiniert werden und warum?**

Gewusst? ☺ ☐ 😐 ☐ ☹ ☐

---

4 **Welcher der folgenden Substanzen ist für die Initialtherapie bei jüngeren Morbus-Parkinson-Patienten (< 65 Jahre) den Vorrang zu geben: L-DOPA oder einem Dopaminrezeptor-Agonisten?**

Gewusst? ☺ ☐ 😐 ☐ ☹ ☐

Antwort 3

L-DOPA muss mit peripheren Decarboxylasehemmern (z.B. Carbidopa, Benserazid) kombiniert werden. Diese hemmen die Umwandlung von L-DOPA zu Dopamin in peripheren Geweben (normalerweise > 95%) und somit die durch Dopamin in der Peripherie verursachten unerwünschten Wirkungen, insbesondere Übelkeit, Erbrechen und orthostatische Hypotension.

Antwort 4

Bei jüngeren Patienten mit Morbus Parkinson sind **Dopaminrezeptor-Agonisten** für die Intialtherapie zu bevorzugen. L-DOPA besitzt zwar eine sehr gute Wirksamkeit, führt aber i.d.R. innerhalb weniger Jahre zum Auftreten motorischer Komplikationen. Diese können mit Dopaminrezeptor-Agonisten herausgezögert werden. Insbesondere für ältere Patienten stellen jedoch psychiatrische unerwünschte Wirkungen von Dopaminrezeptor-Agonisten (z.B. Halluzinationen) ein Problem dar.

5 **Welche Pharmaka haben sich zur Behandlung der akinetischen Krise bei Morbus Parkinson bewährt? Wie ist der Applikationsweg?**

Gewusst? ☺ ☐ 😐 ☐ ☹ ☐

---

6 **Welche unerwünschten Wirkungen treten bei der Behandlung des Morbus Parkinson mit Dopaminrezeptor-Agonisten (z. B. Ropinirol) speziell bei älteren Patienten gehäuft auf?**

Gewusst? ☺ ☐ 😐 ☐ ☹ ☐

---

7 **Unter der andauernden Therapie mit L-DOPA können End-of-dose-Akinesien auftreten. Welche Medikamente können zur Optimierung der Therapie zusätzlich zu L-DOPA gegeben werden?**

Gewusst? ☺ ☐ 😐 ☐ ☹ ☐

Antwort 5

Die **akinetische Krise** ist eine intensivpflichtige lebensbedrohliche Komplikation, bei der die Betroffenen nicht schlucken können und die akute Gefahr einer Dehydrierung besteht. Bewährt haben sich die intravenöse Gabe von Amantadinsulfat und die Gabe von L-DOPA in wasserlöslicher Form mittels Magensonde bzw. per Infusion. In speziellen Fällen kann Apomorphin subkutan appliziert werden.

Antwort 6

- Halluzinationen und Verwirrtheit
- übermäßige Schläfrigkeit
- Synkope und Schwindel.

Antwort 7

- Dopaminrezeptor-Agonisten (z. B. Ropinirol)
- MAO-B-Hemmer (z. B. Selegilin, Rasagilin)
- COMT-Hemmer (z. B. Entacapon)

8 **Erläutern Sie die Standardtherapie des akuten Schubs der multiplen Sklerose?**

Gewusst? ☺ ☐ 😐 ☐ ☹ ☐

---

9 **Welche Pharmaka können zur verlaufsmodifizierenden Therapie einer schubförmigen MS eingesetzt werden?**

Gewusst? ☺ ☐ 😐 ☐ ☹ ☐

Antwort 8

Als **Standardtherapie** des akuten MS-Schubs gilt die intravenöse Applikation von hoch dosiertem Methylprednisolon (vorzugsweise 1 g über 3–5 aufeinanderfolgende Tage und ggf. gefolgt von oralem Ausschleichen über maximal 14 Tage).
Zusatzkommentar: Bei schweren Symptomen (Sehverlust, Lähmungen) und fehlendem Ansprechen auf ein Glukokortikoid sollte innerhalb von 4 (maximal 6 Wochen) eine Plasmapherese durchgeführt werden.

Antwort 9

- Interferon-β-Ib
- Interferon-β-Ia
- Glatirameracetat
- Azathioprin
- Natalizumab: verlaufsmodifizierende Therapie der schubförmigen MS bei Patienten mit hoher Krankheitsaktivität trotz Behandlung mit einem Interferon
- Mitoxantron: Therapie progressiv-schubförmiger oder sekundär progredienter MS bei Versagen oder Unverträglichkeit einer Vortherapie mit Immunmodulatoren.

10 **Welche Blutbildveränderungen kann Interferon-β auslösen?**

Gewusst? ☺ ☐ 😐 ☐ ☹ ☐

---

11 **Erläutern Sie den Wirkmechanismus von Natalizumab.**

Gewusst? ☺ ☐ 😐 ☐ ☹ ☐

Antwort 10

- Leukopenie
- Lymphopenie
- Neutropenie
- Thrombozytopenie
- Anämie.

Antwort 11

T-Lymphozyten wird eine wichtige Rolle in der Pathogenese der multiplen Sklerose zugeschrieben. **Natalizumab** ist ein rekombinanter humanisierter Antikörper gegen α4β1-Integrin (VLA4: Very late antigen 4) in der Plasmamembran von Lymphozyten. Es verhindert die Adhäsion von T-Lymphozyten an Endothelzellen und letztlich ihre Migration über die Blut-Hirn-Schranke ins ZNS.

12 **Mit welchen zur Therapie der MS eingesetzten Pharmaka sollte Natalizumab nicht kombiniert werden und warum?**

Gewusst? ☺ ☐ 😐 ☐ ☹ ☐

---

13 **Legen Sie kurz das antiepileptische Wirkspektrum von Valproinsäure, Phenobarbital, Carbamazepin, Phenytoin, Lamotrigin und Ethosuximid dar?**

Gewusst? ☺ ☐ 😐 ☐ ☹ ☐

Antwort 12

Die Anwendung von **Natalizumab** wird mit einem erhöhten Risiko für das Auftreten einer progressiven multifokalen Leukoenzephalopathie (PML) in Zusammenhang gebracht, ursprünglich insbesondere bei Kombination mit Interferon-β. Die gleichzeitige Anwendung von Natalizumab mit Interferon-β sowie Glatirameracetat ist deshalb kontraindiziert.

Antwort 13

- **Valproinsäure** wirkt bei allen Anfällen und Syndromen. Es ist Mittel der 1. Wahl bei primär generalisierten Anfällen.
- **Phenobarbital** wirkt bei allen Anfällen ausgenommen Absencen.
- **Carbamazepin** ist Mittel der Wahl bei fokalen Anfällen.
- **Phenytoin** wirkt bei fokalen und generalisierten tonisch-klonischen Anfällen.
- **Lamotrigin** wirkt bei allen Anfällen mit Ausnahme von Myoklonien.
- **Ethosuximid** wirkt ausschließlich bei Absencen.

14 **Welches Risiko birgt besonders der Einsatz von Valproinsäure bei jungen Frauen? Wie kann dies ggf. minimiert werden?**

Gewusst? ☺ ☐ 😐 ☐ ☹ ☐

---

15 **Wie erfolgt die Erstbehandlung fokaler Epilepsien und welche Antiepileptika stehen dabei zur Verfügung?**

Gewusst? ☺ ☐ 😐 ☐ ☹ ☐

Antwort 14

Frauen im gebärfähigen Alter sollten darüber aufgeklärt werden, dass die Gabe von Valproinsäure während der Schwangerschaft das Risiko von Missbildungen (z. B. Neuralrohrdefekte) bei den betroffenen Kindern erhöht. Dieses Risiko ist dosisabhängig und erhöht sich bei Kombination verschiedener Antiepileptika. Falls notwendig ist eine Monotherapie mit der niedrigsten anfallskontrollierenden Dosis von Valproinsäure durchzuführen und die Gesamttagesdosis auf mehrere Einzeldosen zu verteilen.

Antwort 15

Die Erstbehandlung fokaler Epilepsien erfolgt i.d.R. als **Monotherapie.**

Dazu stehen unter anderem folgende Substanzen zur Verfügung: Carbamazepin, Phenytoin, Lamotrigin, Valproinsäure, Gabapentin, Phenobarbital, Primidon, Oxcarbazepin oder Topiramat. Die Auswahl der Substanz hängt vom Epilepsiesyndrom, spezifischen Nebenwirkungsprofil, möglichen Langzeiteffekten und weiteren individuellen Aspekten des betroffenen Patienten ab.

16 **Welche Vorteile hat Phenytoin gegenüber Carbamazepin?**

Gewusst? ☺ ☐ 😐 ☐ ☹ ☐

---

17 **Welche Antiepileptika sind starke Enzyminduktoren verschiedener Cytochrom-P450-Enzyme und welche Folgen ergeben sich daraus?**

Gewusst? ☺ ☐ 😐 ☐ ☹ ☐

Antwort 16

Aufgrund seiner deutlich längeren Halbwertszeit kann die Einnahme von **Phenytoin** auf maximal 1- bis 2-mal pro Tag beschränkt werden. Außerdem kann die Therapie mit Phenytoin notfalls problemlos auf parenterale Gabe umgestellt werden.

Antwort 17

Carbamazepin, Phenytoin, Pentobarbital, Primidon sind Induktoren von Cytochrom-P450-Enzymen. Sie können die Wirkung anderer Pharmaka, welche durch diese Enzyme (z.B. CYP3A4 und CYP2C9) metabolisiert werden, abschwächen oder ganz aufheben (z.B. die Wirkung oraler Kontrazeptiva).

18 **Welche Antiepileptika eignen sich zur Therapie von Absencen?**

Gewusst? ☺ ☐ 😐 ☐ ☹ ☐

---

19 **Welches Problem tritt mit allen klassischen Antiepileptika auf?**

Gewusst? ☺ ☐ 😐 ☐ ☹ ☐

---

20 **Für welche Antiepileptika ist eine psychotrope therapeutische Wirkung bei Manien bzw. bipolaren Störungen des Affekts nachgewiesen?**

Gewusst? ☺ ☐ 😐 ☐ ☹ ☐

---

21 **Welche Substanzen bzw. Substanzgruppen werden zur Migräneprophylaxe eingesetzt?**

Gewusst? ☺ ☐ 😐 ☐ ☹ ☐

Antwort 18

- Valproinsäure
- Ethosuximid
- Lamotrigin
- Clonazepam.

Antwort 19

Alle klassischen Antiepileptika (z.B. Carbamazepin, Phenytoin, Phenobarbital, Primidon, Valproinsäure) können Gangstörungen verursachen.

Antwort 20

- Carbamazepin
- Valproinsäure
- Lamotrigin.

Antwort 21

- β-Blocker
- Flunarizin
- Valproinsäure
- Topiramat.

22 **Welche derzeit zugelassenen Substanzen sind am besten wirksam bei akuten Migräneattacken?**

Gewusst? ☺ ☐ 😐 ☐ ☹ ☐

---

23 **Für welche Analgetika ist ein Einsatz bei der Migräne sinnvoll? Nennen Sie zur Behandlung der Migräneattacke eingesetzte Wirkstoffe.**

Gewusst? ☺ ☐ 😐 ☐ ☹ ☐

---

24 **Welche Antiemetika können zur Behandlung von Migräneanfällen mit ausgeprägter Übelkeit eingesetzt werden und welche unerwünschten Wirkungen sind limitierend für den Einsatz dieser Substanzen?**

Gewusst? ☺ ☐ 😐 ☐ ☹ ☐

Antwort 22

Triptan (alphabetisch):
- Almotriptan
- Eletriptan
- Frovatriptan
- Naratriptan
- Rizatriptan
- Sumatriptan
- Zolmitriptan.

Antwort 23

Nichtopioid-Analgetika: Acetylsalicylsäure, Ibuprofen, Naproxen, Diclofenac und Paracetamol.

Antwort 24

Eingesetzt werden Metoclopramid und Domperidon. Unerwünschte Wirkungen sind früh-dyskinetisches Syndrom und Unruhezustände.

17 Psychiatrie

1 **Nennen Sie mindestens 4 Substanzen, die zur Therapie des Morbus Alzheimer zugelassen sind und den jeweiligen Wirkungsmechanismus. Wie wirken diese Substanzen auf den Krankheitsverlauf?**

Gewusst? ☺ ☐ 😐 ☐ ☹ ☐

---

2 **Nennen Sie mindestens 3 in der Erprobung befindliche Ansätze für eine kausale (kurative) Therapie des Morbus Alzheimer.**

Gewusst? ☺ ☐ 😐 ☐ ☹ ☐

---

3 **Welche lebensbedrohliche Komplikation ist in klinischen Studien mit Vakzinen gegen Amyloid-β aufgetreten?**

Gewusst? ☺ ☐ 😐 ☐ ☹ ☐

Antwort 1

- Donepezil: Acetylcholinesterasehemmer
- Rivastigmin: Acetylcholinesterasehemmer
- Tacrin: Acetylcholinesterasehemmer
- Galantamin: Acetylcholinesterasehemmer und Nikotinrezeptoragonist
- Memantin: blockiert glutamaterge NMDA-Rezeptoren.

Die genannten Substanzen wirken symptomatisch. Ausschließlich für Memantin wurde eine geringfügige Verzögerung der Krankheitsprogression berichtet.

Antwort 2

- Stimulation der α-Sekretase (des „korrekten“ Abbaus von APP)
- Hemmung der β-Sekretase (des „falschen“ Abbaus von APP)
- Hemmung der γ-Sekretase (des „falschen“ Abbaus von APP)
- Immunisierung gegen Amyloid-β
- Hemmung der Phosphorylierung des Tau-Proteins durch GSK-3β.

Antwort 3

Meningoenzephalitis.

4 **Beschreiben Sie kurz die Möglichkeiten und Relevanz einer Pharmakotherapie bei Bulimia nervosa und Anorexia nervosa.**

Gewusst? ☺ ☐ 😐 ☐ ☹ ☐

---

5 **Welche unerwünschten Wirkungen stellen ein gravierendes Problem bei der Therapie der Schizophrenie mit hochpotenten klassischen Neuroleptika dar?**

Gewusst? ☺ ☐ 😐 ☐ ☹ ☐

Antwort 4

Die Therapie dieser Essstörungen stützt sich zunächst auf die somatische Rehabilitation auf Ernährungstherapie und individuelle psychotherapeutische Behandlung unter Einbeziehung der Familie. Bei **Bulimia nervosa** mit hoher Frequenz von Essattacken mit nachfolgendem Erbrechen kann zusätzlich eine medikamentöse Therapie mit selektiven Serotonin-Wiederaufnahmehemmern (SSRI) indiziert sein. Die Wirksamkeit einer Pharmakotherapie bei **Anorexia nervosa** ist bisher nicht gut belegt. SSRI können möglicherweise die Rückfallrate senken.

Antwort 5

Die Wirksamkeit klassischer Neuroleptika (KNL) korreliert mit ihrem Antagonismus an Dopamin D2-Rezeptoren. Aufgrund dieser Eigenschaft verursachen hochpotente KNL (z.B. Haloperidol) häufig zum Teil schwerwiegende extrapyramidalmotorische Störungen (EPMS). Außerdem können sie hormonelle Störungen (z.B. Hyperprolaktinämie) auslösen.

6 **Was versteht man unter dem Begriff atypische Neuroleptika? Erläutern Sie den Vorteil und nennen Sie Beispielsubstanzen.**

Gewusst? ☺ ☐ 😐 ☐ ☹ ☐

---

7 **Welche unerwünschte Wirkung atypischer Neuroleptika stellt ein Compliance-Problem dar und für welche Substanzen ist das Risiko am höchsten bzw. am geringsten?**

Gewusst? ☺ ☐ 😐 ☐ ☹ ☐

Antwort 6

Unter dem Bergriff **atypische Neuroleptika** werden Substanzen mit antipsychotischer Wirkung zusammengefasst, die aufgrund ihres Rezeptorprofils in therapeutischer Dosierung seltener EPMS auslösen als klassische Neuroleptika und z. T. eine bessere Wirkung auf die Negativ-Symptomatik der Schizophrenie besitzen. Sie werden auch als Antipsychotika der zweiten Generation bezeichnet.
Dazu zählen folgende Substanzen (in Reihenfolge der Zulassung): Clozapin, Zotepin, Risperidon, Olanzapin, Amisulprid, Quetiapin, Ziprasidon, Aripiprazol.

Antwort 7

Atypische Neuroleptika können eine beträchtliche Gewichtszunahme verursachen.
Am höchsten ist dieses Risiko für Clozapin und Olanzapin, am geringsten für Aripiprazol und Ziprasidon.

8 **Welche Besonderheit besitzt das Neuroleptikum Aripiprazol? Wie wird diese Eigenschaft im Zusammenhang mit der Behandlung der Schizophrenie diskutiert?**

Gewusst? ☺ ☐ 😐 ☐ ☹ ☐

---

9 **Welche lebensbedrohliche unerwünschte Wirkung kann Clozapin auslösen und welche klinischen Parameter müssen unter der Therapie mit Clozapin regelmäßig erfasst werden?**

Gewusst? ☺ ☐ 😐 ☐ ☹ ☐

Antwort 8

Aripiprazol ist partieller Agonist an Dopamin D2/D3-Rezeptoren. Aufgrund dieser Eigenschaft kommt es nicht zur totalen Blockade dieser Dopaminrezeptoren. Dies sollte zum einen die damit verbundenen unerwünschten Wirkungen (z. B. EPS) vermindern. Andererseits kann Aripiprazol in Hirnarealen mit stark verminderter dopaminerger Aktivität diese sogar erhöhen. Dies sollte sich vorteilhaft bei der Beeinflussung von Negativsymptomen auswirken.

Antwort 9

Als schwerwiegende unerwünschte Wirkung von **Clozapin** tritt selten eine Agranulozytose auf (besonders im ersten halben Jahr: 32/100 000 beobachtete Patientenwochen).
Deshalb müssen in jedem Fall vor und unter der Therapie engmaschige Blutbildkontrollen erfolgen (zunächst wöchentlich, später monatlich). Ferner sollten in regelmäßigen Abständen EKG und EEG abgeleitet werden und die Leberenzyme, der Blutzucker, das Lipidprofil, der Blutdruck und das Körpergewicht bestimmt werden.

10 **Welche Substanzgruppen können generell zur Therapie der Insomnie eingesetzt werden?**

Gewusst? ☺ ☐ 😐 ☐ ☹ ☐

---

11 **Sie behandeln die Schlafstörungen eines Patienten mit einem Benzodiazepin (z. B. Flurazepam). Welchen Zeitraum sollte die Anwendung nicht überschreiten und warum? Welche unerwünschten Wirkungen können sonst auftreten? Worüber sollten Sie den Patienten zusätzlich aufklären?**

Gewusst? ☺ ☐ 😐 ☐ ☹ ☐

Antwort 10

- **Nicht-Benzodiazepin-Hypnotika:** z. B. Zalepon, Zolpidem, Zopiclon
- **Benzodiazepine-Hypnotika:** z. B. Flurazepam, Flunitrazepam, Temazepam
- **alternative sedierende Substanzen:** Antidepressiva, Antihistaminika, niederpotente Neuroleptika.

Antwort 11

Die **Dauer der Behandlung** sollte so kurz wie möglich sein und einschließlich der Absetzphase 4 Wochen nicht überschreiten. Andernfalls kann es zur **Toleranzentwicklung** sowie zur Entwicklung **psychischer** und **physischer Abhängigkeit** kommen. Der Patient sollte zusätzlich über Absetzphänomene (Notwendigkeit von ausschleichendem Absetzen) und die Einschränkung der Fahrtüchtigkeit informiert werden.

12 **Warum ist Diazepam nicht zur Anwendung als Hypnotikum über den Zeitraum von 2–3 Wochen geeignet?**

Gewusst? ☺ ☐ 😐 ☐ ☹ ☐

---

13 **Mit welcher Substanz kann eine Benzodiazepin-Intoxikation behandelt werden? Was ist dabei zu beachten?**

Gewusst? ☺ ☐ 😐 ☐ ☹ ☐

---

14 **Welche Arzneimittel können bei der Behandlung von Zwangsstörungen zusätzlich zur Verhaltenstherapie und Entspannungsverfahren eingesetzt werden? Nennen Sie kurz Besonderheiten dieser Anwendung?**

Gewusst? ☺ ☐ 😐 ☐ ☹ ☐

Antwort 12

Diazepam besitzt in Nordazepam einen aktiven Metaboliten mit einer Eliminationshalbwertszeit von 2–3 Tagen. Bei täglicher Einnahme einer Einzeldosis kumuliert Nordazepam langsam, d.h. der Steady state der Plasmakonzentration wird erst nach 10–14 Tagen erreicht und diese ist um das 4- bis 5-Fache höher als die nach einmaliger Gabe der Einzeldosis erreichte Konzentration. Dadurch kommt es in der Regel innerhalb der ersten 2 Wochen zu einer merklichen Verstärkung der unerwünschten Wirkungen (z.B. Hangover) von Benzodiazepinen.

Antwort 13

Flumazenil ist ein Benzodiazepinrezeptor-Antagonist und kann als Antidot bei Benzodiazepin-Intoxikation eingesetzt werden. Aufgrund seiner sehr kurzen Eliminationshalbwertszeit (ca. 1 h) müssen ggf. wiederholte Infusionen erfolgen.

Antwort 14

Es können **Antidepressiva** eingesetzt werden. Im Vergleich zur Behandlung von Depressionen erfordert die Behandlung von Zwangsstörungen i.d.R. höhere Dosierungen (ca. 2-fache) und eine längere Zeit bis zum Eintritt des Therapieerfolgs (z.B. Clomipramin 150–300 mg/d über mindestens 12 Wochen).
Bei **Therapieresistenz** kann ggf. zusätzlich zu den Antidepressiva ein atypisches Neuroleptikum (z.B. Risperidon 2–4 mg/d, Olanzapin 5–10 mg/d) verabreicht werden.

15 **Welche Arzneimittel sind zur Behandlung von Panikattacken geeignet?**

Gewusst? ☺ ☐ 😐 ☐ ☹ ☐

---

16 **Nennen Sie die derzeit zur Therapie der endogenen Depression eingesetzten Gruppen von Pharmaka mit Beispielsubstanzen und charakterisieren Sie kurz den vermeintlich für die therapeutische Wirkung verantwortlichen Mechanismus.**

Gewusst? ☺ ☐ 😐 ☐ ☹ ☐

Antwort 15

Mittel der 1. Wahl sind vor allem SSRI (z. B. Fluoxetin), außerdem trizyklische Antidepressiva (Imipramin, Clopramin) und Benzodiazepine (z. B. Alprazolam, Clonazepam, Lorazepam). Als **Mittel der 2. Wahl** können MAO-Hemmer eingesetzt werden.

Antwort 16

- **Trizyklische Antidepressiva** (z. B. Amitriptylin) hemmen die Wiederaufnahme von Serotonin und Noradrenalin. Zusätzliche Effekte an anderen Rezeptoren sind aber verantwortlich für ein breites Spektrum unerwünschter Wirkungen.
- **SSRI** (z. B. Fluoxetin) hemmen selektiv die Wiederaufnahme von Serotonin.
- **SNRI** (z. B. Reboxetin) hemmen selektiv die Wiederaufnahme von Noradrenalin.
- **SSNRI** (z. B. Venlafaxin) hemmen selektiv nur die Wiederaufnahme sowohl von Serotonin als auch Noradrenalin (ohne zusätzliche Effekte an anderen Rezeptoren).
- **Rezeptor-Antagonisten** (z. B. Mirtazapin) hemmen insbesondere α_2-Adrenozeptoren, aber auch Serotonin 5HT2A-Rezeptoren.
- **MAO-Hemmer** (z. B. Moclobemid) verzögern den Abbau von Katecholaminen.

17 **Welche Antidepressiva besitzen das höchste Intoxikationspotenzial?**

Gewusst? ☺ ☐ 😐 ☐ ☹ ☐

---

18 **Erläutern Sie kurz das Interaktionspotenzial von Serotonin-Reuptake-Inhibitoren (SSRI).**

Gewusst? ☺ ☐ 😐 ☐ ☹ ☐

---

19 **Beschreiben Sie das Serotonin-Syndrom.**

Gewusst? ☺ ☐ 😐 ☐ ☹ ☐

Antwort 17

Trizyklische Antidepressiva (TZA): Vergiftungen mit TZA stellen die zweithäufigste Intoxikation bei Erwachsenen in suizidaler Absicht dar. Bereits die Dosis von 1 g und darüber ist potenziell letal.

Antwort 18

SSRIs dürfen nicht mit MAO-Hemmern kombiniert werden, da die Wirkung additiv ist und ein Serotonin-Syndrom auslösen kann.
SSRIs werden über CYP2D6 verstoffwechselt und können als kompetitive Hemmer des Isoenzyms den Metabolismus anderer Pharmaka beeinflussen. Bei gleichzeitiger Behandlung mit Arzneimitteln, die hauptsächlich über CYP2D6 abgebaut werden und nur eine geringe therapeutische Breite aufweisen (z. B. Flecainid, Carbamazepin), ist deren Dosis entsprechend anzupassen.

Antwort 19

Die gleichzeitige Anwendung von MAO-Hemmern mit Hemmern der Wiederaufnahme von Serotonin (z. B. SSRI und TZA) kann ein lebensbedrohliches **Serotonin-Syndrom** auslösen. Leitsymptome sind Kreislaufinstabilität (häufig hypertensive Reaktion und Tachykardie), Tremor, Agitiertheit, Krämpfe (klonisch), Hyperreflexie, Mydriasis und eine erhöhte Aktivität des Gastrointestinaltrakts.

20 **Nennen Sie Antidepressiva mit ausgeprägter sedierender Wirkung. Wann ist diese Wirkung erwünscht?**

Gewusst? ☺ ☐ 😐 ☐ ☹ ☐

---

21 **Welche Medikamente sind zur Behandlung bipolarer Störungen des Affekts geeignet?**

Gewusst? ☺ ☐ 😐 ☐ ☹ ☐

---

22 **Erläutern Sie wichtige Aspekte einer Therapie mit Lithium im Hinblick auf unerwünschte Wirkungen.**

Gewusst? ☺ ☐ 😐 ☐ ☹ ☐

Antwort 20

Amitriplylin, Doxepin, Mirtazapin und Mianserin besitzen initial starke sedierende Wirkung, welche bei der Behandlung von depressiven Patienten mit agitiert-ängstlicher Symptomatik erwünscht sein kann.

Antwort 21

Der Nutzen der **Therapie mit SSRI** ist nicht gut belegt. Eingesetzt werden Mood stabilizer wie Lithium, verschiedene Antiepileptika (Carbamazepin, Lamotrigin, Valproat) und atypische Neuroleptika (Olanzapin, Quetiapin, Risperidon).

Antwort 22

Lithium hat eine sehr geringe therapeutische Breite. Die Intoxikationsgefahr erhöht sich u.a. bei eingeschränkter Nierenfunktion, starkem Erbrechen, Schwitzen, Diarrhö, kochsalzarmer Diät und gleichzeitiger Gabe von Diuretika. Notwendig ist daher eine regelmäßige Kontrolle der Serumkonzentration von Lithium, Kreatinin und Blutelektrolyten sowie des EKGs. Thyreotoxische Effekte von Lithium erfordern ein Monitoring der Schilddrüsenfunktion. Bei jungen Frauen ist vor Beginn der Behandlung eine Schwangerschaft auszuschließen, da Lithium teratogenes Potenzial besitzt.

23 **Welche Substanzen sind als Mittel der 1. Wahl zur Substitutionstherapie von Suchtkranken zugelassen?**

Gewusst? ☺ ☐ 😐 ☐ ☹ ☐

---

24 **Welche Substanzen sind zur Behandlung der Alkoholabhängigkeit eingesetzt? Nennen Sie Charakteristika.**

Gewusst? ☺ ☐ 😐 ☐ ☹ ☐

Antwort 23

Methadon und **Buprenorphin** sind Mittel der 1. Wahl zur Substitutionstherapie. Alle anderen Substitutionsmittel dürfen nur bei „Unverträglichkeit" dieser beiden Arzneimittel verschrieben werden oder dann, wenn Buprenorphin oder Methadon medizinisch nicht indiziert ist. In Deutschland läuft im Rahmen einer klinischen Studie die Behandlung von Schwerstopiatabhängigen mit Heroin (Stand 2008).

Antwort 24

Anticraving-Substanzen können in Kombination mit psychosozialen Maßnahmen zur Pharmakotherapie bei Alkoholabhängigkeit eingesetzt werden. Es stehen der μ-Opiatrezeptor-Antagonist **Naltrexon** und der NMDA-Rezeptor-Antagonist **Acamprosat** zur Verfügung. Die Wirksamkeit von Acamprosat in der Rückfallprophylaxe ist gut belegt. Es ist gut verträglich und erhöht nicht die Toxizität von Alkohol. Acamprosat ist kontraindiziert bei Niereninsuffizienz.

18 Anästhesie und parenterale Ernährung

1 **Was ist das Ziel einer Narkose und durch welche Substanzen wird dieses erreicht?**

Gewusst? ☺ ☐ 😐 ☐ ☹ ☐

---

2 **Welche 2 Gruppen von Narkotika werden unterschieden?**

Gewusst? ☺ ☐ 😐 ☐ ☹ ☐

Antwort 1

Die **Hauptziele** einer modernen Vollnarkose sind:
- Bewusstseinsverlust (Hypnose): Inhalations- und Injektionsnarkotika
- Ausschaltung des Schmerzempfindens (Analgesie): Lachgas, Opiate
- Muskelentspannung (Relaxation): Muskelrelaxantien.

Ebenfalls soll bei einer Narkose erreicht werden:
- Stressabschirmung (Sedation)
- Erinnerungslosigkeit (Amnesie)
- vegetative Dämpfung (Schluck, Hustenreflexe).

Antwort 2

- Inhalationsnarkotika
- Injektionsnarkotika.

3 **Erläutern Sie die Eigenschaften und die UAW von Distickstoffmonoxid (Lachgas).**

Gewusst? ☺ ☐ 😐 ☐ ☹ ☐

---

4 **Nennen Sie die Eigenschaften von Suxamethonium. Wofür wird es verwendet?**

Gewusst? ☺ ☐ 😐 ☐ ☹ ☐

Antwort 3

Distickstoffmonoxid (N_2O) ist 1,5-mal schwerer als Luft, geruchlos und nicht reizend. Es wirkt gut analgetisch, aber nur schwach narkotisch und muskelrelaxierend. Daher wird eine Kombination aus Sauerstoff (z. B. 30 Vol%), Isofluran (1,0–1,2 Vol%) und ca. 70 Vol% N_2O verwendet.

UAW:
- Diffusionshypoxie nach Narkose
- Druckerhöhung in Körperhohlräumen (**Cave:** Spannungspneumothorax!)
- Umweltbelastung
- evtl. Zunahme der Abortrate bei exponiertem Personal
- evtl. für Übelkeit und Erbrechen nach Narkose verantwortlich.

Antwort 4

Suxamethonium ist ein Nikotinrezeptoragonist (depolarisierendes Muskelrelaxans).

Anwendung:
- Muskelerschlaffung bei OP
- Intubationserleichterung
- Elektrokrampftherapie in der Psychiatrie.

5 Beschreiben Sie die Pharmakologie von Lidocain.

Gewusst? ☺ ☐ 😐 ☐ ☹ ☐

---

6 Was versteht man unter Neuroleptanalgesie?

Gewusst? ☺ ☐ 😐 ☐ ☹ ☐

---

7 Was versteht man unter TIVA?

Gewusst? ☺ ☐ 😐 ☐ ☹ ☐

Antwort 5

Lidocain ist ein Lokalanästhetikum vom Amidtyp (keine Spaltung durch Plasmacholinesterase). Es blockiert spannungsabhängige Natriumkanäle, was die Reizweiterleitung im Nerven unterbricht. Es ist auch ein Klasse-I-Antiarrhythmikum!

Antwort 6

Neuroleptanalgesie ist die Kombination aus Neuroleptikum (z. B. Droperidol) und Analgetikum (meist Fentanyl). Sie wird heute nicht mehr angewandt, da sie durch die totale intravenöse Anästhesie (TIVA) abgelöst wurde.

Antwort 7

TIVA ist die Zufuhr eines Injektionsnarkotikums (Propofol) in Kombination mit Analgetika (z. B. Remifentanil). Dabei werden Bewusstsein und Schmerzempfindung vollständig ausgeschaltet. Bedingt durch die sehr kurze Wirkdauer der genannten Medikamente ist die Anästhesie gut steuerbar.

8 **Warum werden den Lokalanästhetika vasokonstriktorische Zusätze zugemischt?**

Gewusst? ☺ ☐ 😐 ☐ ☹ ☐

---

9 **Welche Plasmaersatzmittel und Plasmaexpander kennen Sie?**

Gewusst? ☺ ☐ 😐 ☐ ☹ ☐

Antwort 8

Synthetische Lokalanästhetika haben keine gefäßkontrahierende Wirkung (im Gegensatz zu Cocain) und werden daher schnell vom Wirkort abtransportiert. Vasokonstriktoren (z. B. Adrenalin, Felypressin) verhindern dies. **Cave:** Nekrosen an Fingern und Zehen!

Antwort 9

Plasmaersatzmittel (biol. indifferentes, isoosmotisches, kolloidales Präparat zur Auffüllung des Kreislaufs):

- 5 %iges Humanalbumin
- Gelatinepräparationen.

Plasmaexpander (kolloidale Lösungen, deren onkotischer Druck höher ist als der des Plasmas):

- Hydroxyethylstärke
- Dextrane
- 20 %iges Humanalbumin.

10 **Warum ist Hydroxyethylstärke als Volumenersatzmittel gegenüber Dextranen zu bevorzugen?**

Gewusst? ☺ ☐ 😐 ☐ ☹ ☐

---

11 **Was enthält eine Ringerlösung?**

Gewusst? ☺ ☐ 😐 ☐ ☹ ☐

Antwort 10

UAW Dextrane: anaphylaktische Reaktionen, die sich durch prophylakische Gabe von Dextran-1-Lösung vermeiden lassen; Gerinnungsstörungen durch Coating der Thrombozyten.

Antwort 11

Inhaltsstoffe der Ringer-Infusionslösung:

- 147 mM (Millimol pro Liter) Na^+
- 4,0 mM K^+
- 2,2 mM Ca^{2+}
- 156 mM Cl^-.

Die Osmolarität liegt bei 309 mOsm/l.
Dazu können verstoffwechselbare Anionen (Azetat, Laktat) oder Glukose (50 g/l) kommen.

19 Dermatologie

1 **Welche Besonderheit haben Glukokortikoide, die auf der Haut eingesetzt werden. Nennen Sie mindestens eine Beispielsubstanz.**

Gewusst? ☺ ☐ 😐 ☐ ☹ ☐

---

2 **Erläutern Sie, warum Benzoylperoxid das Mittel der 1. Wahl bei der antibakteriellen Aknetherapie ist.**

Gewusst? ☺ ☐ 😐 ☐ ☹ ☐

---

3 **Wie wirken Makrolide (z. B. Pimecrolimus) bei der Therapie der Neurodermitis?**

Gewusst? ☺ ☐ 😐 ☐ ☹ ☐

Antwort 1

Zur Anwendung auf der Haut kommen Glukokortikoide als **Esterderivate,** um die Lipidlöslichkeit und damit die transkutane Aufnahme zu verbessern. Beispielsubstanzen sind **Betametasonvalerat** (0,1 %) und **Hydrokortisonbutyrat** (0,1 %).

Antwort 2

Benzoylperoxid ist ein Oxidationsmittel und wirkt damit bakterizid. Diese chemische Reaktion erzeugt keine bakteriellen Resistenzen.

Antwort 3

Pimecrolimus hemmt über Calcineurin die Synthese von Interleukinen in T-Zellen und weist eine hautspezifische, antientzündliche Aktivität auf. Es tritt keine Hautatrophie wie bei Glukokortikoiden auf.

20 Ophthalmologie

1 **Welche Pharmaka können einen erhöhten Augeninnendruck senken?**

Gewusst? ☺ ☐ 😐 ☐ ☹ ☐

---

2 **Welche Substanzgruppe hemmt effektiv die Akkommodation und bewirkt eine Weitstellung der Pupille?**

Gewusst? ☺ ☐ 😐 ☐ ☹ ☐

---

3 **Auf welchem Prinzip beruht die Wirkung neuer zur Therapie der altersabhängigen Makuladegeneration (AMD) eingesetzten Pharmaka? Nennen Sie die derzeit verfügbaren Wirkstoffe.**

Gewusst? ☺ ☐ 😐 ☐ ☹ ☐

Antwort 1

- Parasympathomimetika (z. B. Pilocarpin)
- Sympathomimetika (z. B. Adrenalin)
- Prostaglandine/Prostanoide (z. B. Latanoprost)
- Betablocker (z. B. Timolol)
- Karboanhydrasehemmer (z. B. Acetazolamid - systemisch bzw. Dorzolamid - lokal)
- α_2-Sympathomimetika (z. B. Clonidin).

Antwort 2

Anticholinergika (z. B. Atropin).

Antwort 3

Die Wirkung beruht auf der **Hemmung der Angiogenese** durch Blockade der Wirkung von VEGF (Vascular endothelial growth factor)
Derzeit stehen die VEGF-Antikörper **Ranibizumab** (Lucentis®) und **Bevacizumab** (Avastatin®) zur Verfügung.

21 Transplantationsmedizin

1 **Beschreiben Sie den Wirkmechanismus von Ciclosporin.**

Gewusst? ☺ ☐ 😐 ☐ ☹ ☐

---

2 **Welche UAW sind typisch für Ciclosporin und Tacrolimus?**

Gewusst? ☺ ☐ 😐 ☐ ☹ ☐

---

3 **Wie lässt sich die immunsupressive Wirkung von Zytostatika begründen?**

Gewusst? ☺ ☐ 😐 ☐ ☹ ☐

Antwort 1

Ciclosporin A stammt aus Pilzen, besteht aus 11 atypischen AS und wird oral gegeben.
In T-Helferzellen lagert es sich an einen zytosolischen Rezeptor (Cyclophilinan). Der Komplex hemmt Calcineurin. Die Proteinphosphatase Calcineurin fördert normalerweise die Transkription von Zytokinen (IL2) über Dephosphorylierung und damit die Aktivierung des Transkriptionsfaktors NFAT.
IL2 und Interleukinrezeptoren nehmen ab, ebenso die Proliferation zytotoxischer T-Zellen.
Das Immunsuppressivum besitzt eine hohe Selektivität, da v. a. der T-Lymphozyten-spezifische Transkriptionsfaktor NFAT gehemmt wird. Die Anwendung erfolgt in Konzentrationen, die keine Wirkung auf andere Zellen ausüben.
Tacrolimus (früher FK506) stammt aus einer Streptomyces-Art. Es bindet im Zytoplasma an FK506-Bindeprotein. Der Komplex lagert sich an Calcineurin. Die gemeinsame Endstrecke ist wie bei Ciclosporin A.

Antwort 2

UAW von Ciclosporin und Tacrolimus: Nierenschädigung (Gefäßwiderstand ↑), Hirsutismus, Hypertrichose, Tremor, Gingivahyperplasie, Hypertonie, Ödeme, erhöhtes Krea + Harnstoff.

Antwort 3

Zytostatika wie Cyclophosphamid, Azathioprin und Methotrexat hemmen unspezifisch alle sich schnell teilenden Zellen, so auch die IL-2-stimulierte „klonale Expansion“ der T-Lymphozyten, die für die Immunantwort essentiell ist.

4 **Welche Genvarianz ist von höchster Bedeutung für den Azathioprin-Metabolismus und sollte vor Therapiebeginn abgeklärt werden?**

Gewusst? ☺ ☐ 😐 ☐ ☹ ☐

Antwort 4

Das Gen **TPMT** kodiert für das Enzym **Thiopurin S-Methyltransferase,** welches die S-Methylierung und damit die Inaktivierung von Thiopurinen katalysiert. Thiopurine (Azathioprin, aber auch 6-Mercaptopurin und 6-Thioguanin) werden als Zytostatika und Immunsuppressiva z. B. bei Morbus Crohn, kindlicher Leukämie, chronischer Hepatitis und Transplantationen eingesetzt.

Die TPMT-Aktivität, die für die Verträglichkeit bzw. mögliche Toxizität von Thiopurinen entscheidend ist, unterliegt genetischen Polymorphismen im TPMT-Gen: Etwa 10 % der weißen Population haben eine um 75 % reduzierte TPMT-Aktivität, während ca. jedes 300. Individuum keine messbare TPMT-Aktivität aufweist (TPMT*3A).

Die Folgen einer verminderten TPMT-Aktivität sind das vermehrte Auftreten von Nebenwirkungen bei der Verabreichung einer Standarddosis. Tumorpatienten, die Träger der genetischen Variante TPMT*2, TPMT*3B und TPMT*3C des TPMT-Gens sind, haben ein stark erhöhtes Risiko, unter einer Therapie mit Thioguanin, Mercaptopurin oder Azathioprin schwere bis lebensbedrohliche Nebenwirkungen zu erleiden (Neutropenie).

5 **Welche monoklonalen Antikörper werden bei der immunsuppressiven Therapie verwendet? Was sind deren Targetstrukturen?**

Gewusst? ☺ ☐ 😐 ☐ ☹ ☐

---

6 **Nennen Sie die Überempfindlichkeitsreaktionen nach Coombs und Gell sowie deren Pathomechanismen.**

Gewusst? ☺ ☐ 😐 ☐ ☹ ☐

Antwort 5

- **Muromonab CD3:** gegen CD3-Komplex des Antigenrezeptors von T-Lymphozyten
- **Basiliximab, Daclizumab:** blockierende Antikörper gegen den IL-2-Rezeptor von T-Lymphozyten
- **Evalizumab:** blockiert die Einwanderung von Lymphozyten in entzündete Gewebe durch Blockade des ICAM-1-Liganden LFA-1 auf der Oberfläche der Lymphozyten
- **Natalizumab:** gegen α_4-Integrin von T-Zellen; verhindert die Migration bestimmter T-Zellen z. B. ins ZNS (multiple Sklerose!).

Antwort 6

- **Typ I:** IgE-vermittelte Degranulation von Mastzellen und Basophilen (z.B: bei Atopie)
- **Typ II:** Reaktion gegen Fremdantigen, das sich an der Oberfläche von Blutzellen anlagert. Dies führt zur Zerstörung der Blutzellen (z. B. Agranulozytose als UAW von Medikamenten).
- **Typ III:** Immunkomplexbildung mit Ausfallen der Komplexe in kleinen Gefäßen (z. B. bei der sogenannten „Serumkrankheit")
- **Typ IV:** T-Lymphozyten-Reaktion gegen ein Antigen (z. B. bei Transplantatabstoßung, hier sind die Spenderorgan-HLA das Antigen!).

22 Besonderheiten der Therapie bei Schwangeren, Kindern und im Alter

1 **Welches nicht-opioide Schmerzmittel ist bei Kindern anwendbar?**

Gewusst? ☺ ☐ 😐 ☐ ☹ ☐

---

2 **Können Sie in der Schwangerschaft Thyreostatika vom Thioamid-Typ (z. B. Propylthiouracil) geben?**

Gewusst? ☺ ☐ 😐 ☐ ☹ ☐

---

3 **Warum sollen Sie in der Schwangerschaft keine nicht-steroidalen Schmerzmittel (z. B. Acetylsalicylsäure oder Ibuprofen) verordnen?**

Gewusst? ☺ ☐ 😐 ☐ ☹ ☐

---

4 **Welche Möglichkeiten haben Sie, eine Hypertonie während der Schwangerschaft zu behandeln?**

Gewusst? ☺ ☐ 😐 ☐ ☹ ☐

Antwort 1

Paracetamol ist als Schmerz- und Fiebersenkungsmittel anwendbar. **Acetylsalicylsäure** sollte wegen des Risikos des Reye-Syndroms bei Kindern (die möglicherweise unerkannt Virus-infiziert sein können) nicht angewendet werden.

Antwort 2

Nein, Thioamide (z. B. Propylthiouracil) sind plazenta-gängig und hemmen die T3/T4-Synthese auch im Fetus.

Antwort 3

Nicht-steroidale Schmerzmittel (z. B. Acetylsalicylsäure oder Ibuprofen) hemmen das Enzym Cyclooxygenase (COX) und damit die Synthese von Prostaglandinen. Eine Verminderung der Prostaglandin-Synthese kann zu einem vorzeitigen Schluss des Ductus arteriosus Botalli führen, bei der Geburt die Wehenentstehung verzögern und den Blutverlust vergrößern. Daher sollten diese Substanzen in der Schwangerschaft nicht eingenommen werden.

Antwort 4

Mittel der Wahl sind **Methyldopa** (bis 2 g/d), **Dihydralazin** (100 mg/d) oder etablierte **Betablocker** (Metoprolol; 200 mg/d). ACE-Hemmstoffe sind kontraindiziert.

5 **Wie ändert sich die Pharmakodynamik beim über 70-jährigen Patienten im Vergleich zum 30-jährigen Patienten?**

Gewusst? ☺ ☐ 😐 ☐ ☹ ☐

---

6 **Nennen Sie Arzneistoffe, die über 70-jährigen Patienten nicht verabreicht werden sollten.**

Gewusst? ☺ ☐ 😐 ☐ ☹ ☐

---

7 **Atenolol wird überwiegend renal eliminiert. Schätzen Sie die Zeit ab, die zum Erreichen des Steady state bei einem 30-jährigen (HWZ 6 h) und einem 70-jährigen Patienten (HWZ 18 h) nötig ist.**

Gewusst? ☺ ☐ 😐 ☐ ☹ ☐

---

8 **Welche pharmakodynamische Maßnahme ist bei der Dosisanpassung von renal eliminierten Arzneistoffen für über 70-jährige Patienten sinnvoll?**

Gewusst? ☺ ☐ 😐 ☐ ☹ ☐

Antwort 5

Es verändert sich das Verteilungsvolumen (10% weniger Körperwasser), die Plasmabindung (10–20% weniger Bindung), und die renale und hepatische Elimination (reduziert um bis zu 50%).

Antwort 6

Beispiele sind Indomethacin, Flurazepam, Meprobamat, Disopyramid u.v.m.

Antwort 7

Der **antihypertensive Effekt** bei gleichbleibender Dosis tritt nach 4-facher HWZ ein, also im 30-jährigen Patienten etwa nach 24 h, im 70-jährigen Patienten etwa nach 72 h.

Antwort 8

Die **Kreatin-Clearance** zeigt eine altersabhängige Abnahme, die als Indiz für eine entsprechende Dosisreduktion herangezogen werden kann.

Register